U0259600

〔美〕娜塔莉亚·霍尔特　著
Nathalia Holt

王年恺　王羿婷　杨雨樵　译

柏林

艾滋病医疗史的转折

病人

How the Berlin Patients
Defeated HIV
and Forever Changed
Medical Science

CURED

社会科学文献出版社
SOCIAL SCIENCES ACADEMIC PRESS (CHINA)

CURED: How the Berlin Patients Defeated HIV and Forever Changed Medical Science

谨以此书

献给柏林病人布朗与哈恩

以及所有在与 HIV 搏斗的人

药物并不总是像课本上写的那样有效。

——海科·耶森

目　录

人物列表

柏林病人

克里斯蒂安·哈恩	第一位柏林病人，德国人，接受过早期治疗及一种实验性的癌症药物
蒂莫西·雷·布朗	第二位柏林病人，美国人，在柏林接受了抗 HIV 细胞的干细胞移植手术

科学家

海科·耶森	哈恩的医生
格罗·许特尔	布朗的医生
朱莉安娜·利西耶维兹	耶森的重要合作者
罗伯特·查尔斯·加洛	HIV 的共同发现者之一，是促成耶森和利西耶维兹合作的功臣
布鲁斯·沃克	发现了哈恩的疗法是如何运作的
何大一	HIV 早期治疗的重要推手

埃克哈德·蒂尔	许特尔的直属上级，让布朗的移植手术得以进行
卡尔·朱恩	将布朗的疗法转换为通用疗法的研究员
保拉·坎农	将布朗的疗法转换为通用疗法的研究员
戴维·马戈利斯	将哈恩的疗法转换为通用疗法的研究员

前　言

　　针穿过两层手套，刺入我手指的柔软皮肤里。如此快速的一刺，不痛不痒。我坐在排风柜前，一动也不动，只是试着理解刚刚发生的事情有多严重。我的实验室位于洛杉矶川流不息的日落大道，坐落在洛杉矶儿童医院的动物研究所里。繁忙的道路上人山人海，但旁边的实验室是我有生以来见识过的数一数二安静的地方：过滤再过滤的空气；沉重的门；在长袍、口罩和发网下根本辨认不出来的人。我一个人在实验室里不知道待过多少小时：无数个晚上，我都在排风柜前工作，只听见上千只老鼠焦急、恐怖的吱吱声。

　　现在，在加压通气的排风柜里，就躺着一只无助的小动物，一只小白鼠，呼吸沉睡着。它的鼻子上戴着一个小小的透明面罩，为了让老鼠吸入异氟烷：这是一种强烈的麻醉剂，可以让老鼠不乱动，好让我进行危险的操作。问题是，老鼠并没有完全一动不动。正当我动手要注射一剂实验室培养的高浓度HIV（艾滋病病毒）病毒株时，老鼠抽动了一下。刹那间，完全想象不到的事情发生了：针不小心刺到了我的手指。

当时我正就读博士班三年级，研究一种新的基因疗法来对付 HIV。该方法背后的原理，是剔除 HIV 进入细胞所需要的一个基因：若是从干细胞里拿掉这个基因，再将干细胞植入患者体内，那么所有由这些干细胞生成的免疫细胞就能对 HIV 免疫。这样是希望能创造出一种可以确实治愈 HIV 的方法，而这种方法当时只在一个人身上实践过——"柏林病人"。当时我们并不知道他是谁，只知道我们想复制他的经验，套用在其他患者身上。我们把这些改良过的干细胞注射到老鼠体内，来测试这种疗法。这些老鼠也不是普通的老鼠，而是经过基因工程改良的没有自己免疫系统的老鼠。人类干细胞注射进去后，它们就会发育出可以运作的人类免疫系统（或者说，老鼠体内能发展出近似人类的免疫系统）。让我们觉得刺激的是，我们可以直接将 HIV 注射到这些老鼠体内：我们不需要用其他类似的病毒，可以用货真价实的 HIV。我们的研究还再向前推进了一步：我们不只是想治愈随便一种 HIV，而是想治愈所能找到的最毒、最凶狠的病毒株。倘若我们有办法治得了这样的病毒株，那么我们就治得了所有的病毒株。

不过这下我们选用的强病毒株 HIV，让我觉得成了个天大的错误。我不但可能染上 HIV，还有可能染上会快速造成 AIDS（艾滋病）的超强病毒株。

我独自一人在那个没有窗户的房间里，保护我不受病原侵袭的排风柜运转的声音充斥着我的耳朵。我坐了一下,看了看那只老鼠。我的第一个直觉,是假装一切都没有发生。我不想跟任何人坦承我做了这种蠢事。根据实验室的规范,我应该立即请求协助,再脱下手套,用一种专门用来杀死病毒和细菌的肥皂冲洗伤口15分钟。但是,老鼠要怎么办呢?我完全不知道要怎么办。更扯的是,安全规范还是我自己写的。有一句话特别让我担心:"所有植入HIV的操作必须至少有两人在场。"这样的安全机制,就是为了现在这种时刻设计的。本来在我自己制定的规范下,我不应该烦恼老鼠的事,因为现场会有另一个人来帮忙。但是我违反了自己制定的规范。

我不能简单地离开,把老鼠丢在那里不管。我转身往左,看了看那只老鼠的同伴。它们全都被麻倒了,静静地睡在笼子里。如果放任它们在麻醉状态中太久,它们就会死掉。我眼前躺的这只也会死掉。

对我来说,它们不只是实验动物而已。这些老鼠出生的那个晚上,我人就在现场。我用双手捧着它们粉红色的小身体,拿着一根跟人类头发一样细的针,朝它们脸颊上的一根静脉注射了好几百万个人类干细胞。我紧张地看着它们长大,心里知道有些老鼠会死掉。三个月以后的现在,我正准备在它们体内注射一种杀死过数百万人的病毒。我跟这些老鼠的关系非比寻常:每一次抽血、每一次操作,我都十分小心地呵护它们。其他研究人员懒得用麻醉药的时候，我还是会用麻醉药。我不想让它们受苦，即便只是一分一秒。如果它们因为我控制不了的因素而受了苦，即使每一只对我来说都是无价之宝，代表着我们好几周的辛苦工作，但我还是会为它们做安乐死。

另外，HIV 注射之后就会快速肆虐。虽然因意外被针刺到而受到感染的概率很小，但我碰到的情况不一样。在大多数意外针刺的案例中，流血的那一方已经在服用抗病毒药物了，所以血液里检测不到病毒。而我的情况正好相反。我手上的针里是高浓度的病毒，当初就是为了让每只老鼠都被感染而做的剂量极大化设计。有些研究显示，若在接触到病毒一小时内接受抗病毒药物治疗，传染到 HIV 的概率就会降低。时间正在一分一秒流逝。

仿佛被附身一般，我冷静地进行了那天的实验，假装什么事都没发生。我快速拉起面前老鼠的肚皮，注射了病毒，让老鼠接受了既定的 HIV 剂量，就跟我刚刚不小心注射进我自己手里的剂量一样。心底安定下来后，我把针扔进装满漂白水的桶里，并关掉气流，让老鼠不再吸入麻醉剂。我小心翼翼地将它放回笼子里，注意它的鼻子没被衬底的布遮住，没有东西可能会挡住呼吸道。我看着它的同伴闻它、用胡须刺探它。我等了一分钟，看着它从麻药作用下的慢动作恢复成正常的急促呼吸。它的身体抽了一下，醒过来，并翻身站了起来。它不会有事，但我呢？

不知怎么搞的，我继续将病毒注射进剩下所有的老鼠体内，重复刚刚让我不小心刺到自己的同样动作。我清理了排风柜、收拾了麻醉器具、工具，脱下了实验服、口罩、发网和实验靴。我一抓起门把手，手就开始发抖。走出老鼠实验室，我马上就崩溃了。我洗了15分钟的手，疯狂地将碘酒搓进手指上几乎看不见的伤口里。我走出迷宫般的实验室建筑的地下室，踏进温暖的加州阳光之中。在熙来攘往的车流中，我跨过马路，走进我的指导教授保拉·坎农的研究室。

　　"我被针刺到了。"我告诉她。走廊上传来学生彼此嬉闹的笑声。坎农的反应一如往常，镇静不乱。她给诊疗室打了通电话，我们就过去了。在洛杉矶儿童医院的主要建筑里，坎农不断搞笑、抱怨她的先生、吹嘘她的孩子，让我分心。由于我前几年失去了母亲，坎农变成了代理母亲的角色。指导教授、母亲和朋友，多角色合一。我爱她。我接受必要的抗病毒药物时，她一直都在我身边。

　　下个月起，我开始吃一套标准药物；全世界有好几百万人在服用这套药物，好让病毒不发作。这些药不便宜：光是那一个月的药物，医院就支付了1000元美金。更糟的是药物的副作用：我整个月都肠胃不适，不断呕吐；另外，药物也让我疲惫不堪。我觉得整个人都失魂落魄。那整个月里，我一边抱怨自己酿成的意外所造成的后遗症，一边想着那些天天服用这些药物的人：不是吃一个月，而是吃一辈子。不是所有人都会对抗病毒药物出现不良反应，但还是有不少人会很难受。有些人不光难以适应副作用而已，还要不断寻找出一套能控制住他们体内病毒的药物组合。更可怜的是那些受到感染，但拿不到这些救命药物的人（而我服用这些药还在抱怨）。本书除了叙述我们怎么开发出治疗的方法，还将说明我们要如何做，才能让全世界 3400 万 * 感染 HIV 的人都能得到治疗。

很幸运，我没有感染 HIV。我们修改了实验室的安全规范；在一些协助之下，我们也改变了给老鼠注射病毒的方式，确保团队里不会再有人不小心被针刺到。我常常讲这段故事，因为这说明了我在需要坚强的那一刻有多么脆弱。接下来，我将叙述两位非凡男性的故事；他们都经历了从感染 HIV 到治愈的过程。在叙述他们的故事时，我会诉说所有的高低起伏。由于我会提到他们的弱处，所以我至少必须说一个自己的弱处，才不会有失公平。除了自曝其短，这件事也改变了我看待 HIV 的方式：它不再是一个抽象的科学概念、一个必须解决的医学难题，而是变成一个人性的难题。

---

* 截至 2011 年底。——译注

两位普通的男性，改变了我们着手寻找 HIV 疗法的方式。本书叙述的他们以及其他人的故事，是经过无数小时，亲自访谈患者、朋友、医生和研究人员得来的。有时候（特别是回忆 10 年前的事情时），相关人士各自的记忆不尽相同。有时候我会写下不同的说法；有时候我会写出最符合相关事实和文件的说法。

　　有些人（包括第一位柏林病人）要求不具名，我也遵照这些要求，在书中使用化名、改写能辨认的特征。

　　2009 年以前，研究人员不会使用"治愈"（cure）这个词，即使是现在，仍然有科学家看到这个字眼会皱眉。我们必须清楚定义"治愈"是什么意思。

　　在科学界，我们会谈到两种治疗方法："根除性治愈"和"功能性治愈"。根除性治愈一如其名：这样的疗法会消灭体内的病原体，使得病毒完全验不出来。相对地，功能性治愈不会完全消除病原体。不过，任何一种疗法都代表患者不用再服药或接受治疗。两种疗法都代表患者不用担心体内有病毒在生长，或是在破坏免疫系统。同时，患者感染其他人的可能性也微乎其微。

　　在功能性治愈的患者体内，会藏着病毒的蛛丝马迹，但只有最灵敏的检测方法才能找到。接受这种疗法的人会被治愈，但几乎一定会在体内留下一小撮病毒。在大多数的情况下，疗法是根除性或是功能性的并不重要：他们只想被治愈而已。两位柏林病人接受的都是功能性治愈，也就是他们的体内仍然有病毒，也会一直残留病毒。这种"治愈"方式看似奇怪，但其实不然。小孩子染上水痘，一旦消疹退烧后，引发水痘的水痘病毒会残留在体内一辈子不发作。

　　病毒在病理界的独特之处，在于它们能在我们体内活下来，却不会造成疾病。在 1892 年首次发现病毒以前，大规模的传染病被视为是"微生物"与"疾病"之间的单纯关系：受到感染就会生病。柯霍氏法则归纳了这个原则；这套 1884 年提出的法则包含四条，说明了疾病与微生物之间的关系。这套法则以简单的说法，从数量和单纯的感染力上定义了疾病的原因。虽然这套法则在炭疽病和其他由细菌造成的疾病上相当管用，但病毒是在这套法则提出之后才被发现的；从现今已知的病毒世界观来看，柯霍氏法则就不适用了。脊髓灰质炎病毒可以感染成千上万的儿童，但只会在 1% 的人身上造成瘫痪：有可能染上病毒却不发病。我们现在刚开始理解我们与病毒的共同演化史。人类基因体里处处有古代病毒的痕迹：这些病毒一旦在我们体内繁殖，就被困在我们的 DNA（脱氧核糖核酸）里，一代又一代地传承了下来。事实上，人体内大约 8% 的基因可以追溯至古代的逆转录病毒残骸；这些残留物躲在我们的染色体里。这个概念（我们体内可能留有致命的病毒，却不会受到疾病的威胁）就是 HIV 功能性治愈的理论基础。不过，柏林病人所接受的疗法，只是故事的一半而已；另一半是我们怎么利用这种疗法，以及这种疗法如何激发我们周围的人和医学知识。

在讨论科学研究时，实在无法纳入所有可以被视为相关的研究。我收录进来的，是该领域专家认为最必要、最精彩的研究。虽然大部分研究成果已经出版披露，但有些仍然处在早期阶段，所以这些研究结果来自研讨会和实验报告。我们必须注意的是，这些数据的可靠性不如已在学术期刊上刊登的研究资料。

本书的主题，是两个独特又富有争议的医疗案例。为了保持报道的平衡，我会从科学议题的层面探讨这两个案例为何有争议。在适当的场合下，我会介绍进行研究的研究人员之意见，或是名声特别有分量的人之看法。有争端的意见，详见书末"注释"。

本书也坦然讨论新疗法如何上市，以及上市过程中所遇到的困难。科学研究如何才能最大化地利用有限的经费：这是个相当关键的问题，当今的研究领域也在不断争论这一点。投资在新疗法上的资金依然不足。"治疗 HIV 过程中的最困难之处，就是治疗过程本身"：我们很想要这样想，但事实上真正的难题在于如何把治疗带给饱受疾病之苦的数百万名患者。

科学绝美之处，在于每一项研究（不论有多微小）都能将科学向前推进一小步。正因如此，本书站立在先前诸多丛书、研究论文和实验报告的肩膀之上。治疗 HIV 的故事之中，每个案例都经过仔细检视，代表整个拼图的一小块。我所做的，就是试着把拼图拼起来。

PART I

一位医生，两位患者，几次检测

总有一天，这一切都要经过显影、仔细印刷和定影。

—— **克里斯托弗·伊舍伍德《别了，柏林》**

1

不愿面对真相的好医生

街道挤爆了。参加"同、双性恋平权与解放华盛顿进军"游行的群众多到让人窒息。海科·耶森医生觉得自己难以保持冷静。这场游行有超过 100 万人参加。那是 1993 年一个和煦的 4 月晴天；樱花盛开的时节将尽，华盛顿国家广场上处处是柔和的粉红和白色花朵，像芬芳的雪花一般从树上飘落，让街道渲染上一层美艳。耶森需要找个地方让自己静一静。他在远离演讲和游行的地方找到一张没有人的长凳，在这个离家乡柏林好几千公里远的地方坐了下来，脑子里只有一件事不停绕着：安德鲁。即使安德鲁这时就在人群里，只距离耶森一两百英尺，但两人的感情已经遥不可及。他们的感情正在崩解。没错，安德鲁是有对耶森不忠，但耶森原谅了安德鲁，因为他还爱他。现在，安德鲁说他感冒了。

对大部分人来说，家人说自己感冒是一件很正常的事。对习惯平抚亲友情绪的医生来说，感冒绝对不是什么大不了的事。但是，耶森不像一般的医生。当安德鲁抱怨他喉咙在痛、身体疲倦、发烧，又起了疹子时，耶森越来越担心。他心里所想的，导因于他在柏林执业的小诊所中经历的事情。跟他谈过的患者不乏看似感冒的年轻男子，但这些人脑海深处都只想着一类事：跟一位刚认识的对象共度一晚、一场记不太清的派对、避孕套难以戴上。许多患者说得非常详尽，将接触病毒的经过一五一十地说出来，哪一天哪个时辰受到感染都记得很清楚。这是因为他们的病不是流感病毒造成的，而是另一种非常不一样的病毒。

在医学词汇里，"前驱症状"指的是让人知道疾病即将发病的症状。这些症状与疾病本身相当分明，许多病原体都会产生类似的情形。举例来说，不同病毒会造成一系列相似的前驱症状：在发烧、觉得寒冷、感到晕眩恶心之前，我们通常会觉得疼痛、疲倦。这种感觉是对身体的警告，警告我们快要生病了。

有些病毒（如带状疱疹和其他疱疹病毒）在开始入侵时，会经历类似的过程。病毒会先经过一段潜伏期：它会躲在我们的身体里面，像一枚孵蛋器中的蛋，等待它准备好让人知道它的存在。在这段时间里，病毒会快速扩张、不断复制。潜伏期短至数分钟，长至好几十年，视疾病与受到感染的个体而定。这段时间让病毒有机会壮大起来，仿佛是病毒在训练自己，准备打平生中最重要的一仗。等到病毒准备好进入下一阶段、显现出疾病最初的症状时，我们的免疫系统已经开始败退了。

HIV 跟许多病毒一样，会善用短暂的潜伏期。病毒会自我复制上百万遍，一切都在身体尚未正确辨认出来、针对病毒的特性发动攻击时。等到感染变严重时，早已经有上千万个病毒入侵，不只攻击我们的血细胞，甚至直接潜进体内组织。病毒会消灭肠道内的免疫系统，在许多器官（如淋巴结和骨髓）里组成寿命很长的病毒窝。病毒会躲在"静止"的免疫细胞里；这些细胞之所以"静止"，是因为它们不再进行细胞分裂。病毒将自己融入细胞的 DNA 里，再进入休眠状态。当细胞在几年（甚至几十年）后醒过来时，病毒也随之醒过来，狡猾地利用这一细胞来复制出更多的病毒。

这些静止 T 细胞，有如石矿中的稀有宝石一般。虽然数量不多，但 HIV 有办法找到它们。在这个与外界隔绝的藏身之处里，HIV 能待上好几十年而不被发现，抗病毒药物对它也没有作用。这就是为什么我们现今的疗法不能完全去除该病毒：无论药物多么善于攻击病毒，它们就是没办法到达藏身在"静止"的免疫细胞里的 HIV 病毒窝。约翰霍普金斯大学医学院研究员鲍勃·西里西亚诺如此形容这项挑战："除非你有办法完完全全处理到每一个细胞，否则病毒就脱离不了你。"就算 HIV 携带者吃了好几十年的抗病毒药物，就算他们去除掉血液里所有的病毒痕迹，而一旦停止服药，病毒就会大举反攻，回到服药之前的同样强度。

在不到一年的时间里，病毒就会成为体内细胞和我们自己的一部分。等到我们开始感受到疾病最初的轻微症状时，病毒已经在我们体内造成大规模、无法平复的伤害。即使如此，我们还是不以为意，天真地以为我们只是感冒了。

这就是为什么耶森听到安德鲁感冒时会担心的原因。若再加上安德鲁的不忠，整个情形让人相当担忧。耶森将事情的来龙去脉在脑海中整理了一遍，怀疑他自己是不是白担心了——他是否只是太为自己心爱的男人操心了？他想："这就是治疗自己心爱的人会碰到的问题：你就是无法相信你的判断。"虽然一般认为医生不应该治疗亲人，但他们还是经常这样做。在美国，超过80%的医生曾经替亲人开过处方。耶森虽然知道自己逾越了医生与患者关系的尺度，但他就是无法控制。他知道这会吓到安德鲁，但他非得跟安德鲁坦白不可。在回柏林的飞机上，他向安德鲁坦承了他的担忧。安德鲁相当紧张，同意接受 HIV 检测。

在前西柏林的同性恋社区舍纳堡，耶森亲自替安德鲁进行了检测。他的诊所位于一栋20世纪初学院派风格的华丽大楼里，整个二层的一半为诊疗空间，另一半是耶森的住所。在德国统一后的 20 世纪 90 年代初期重拾医疗行业并非易事。医生若要自行营业，机会相当难得。由于德国有全民医保，政府会严格管控医疗服务提供商，包括开设私人诊所。在这之后，德国的医生人数不足，但在20世纪90年代初期却人数过剩，因此新开诊所几乎是不可能的事。耶森正好在政府暂停所有新开诊所申请前塞进了他的申请书。德国现今甚少有新诊所开张，而是由执业医生交接给另一位医生。

耶森为他的诊所创造了属于他自己的医学训练，不受学术界限制。他设计了一套专业，以满足同性恋男性的特殊健康需求：基础治疗、传染病和运动医学。他特别关照无处就医的同性恋青少年；这些弱势患者可以到他那里接受治疗和辅导，以及找到理解他们的人。耶森完成了传染病的专业训练，接受这个训练的原因相当明确。他加入了运动医学，因为他知道男同会上健身房，会因此受到运动伤害。他找到理念一致的医生加入他的诊所，包括一位接受过专门训练的咨询师，来满足患者的心理治疗需求。

把老旧的建筑改造成耶森想要的新潮现代诊所实在是一项大挑战。在漫长的整修期间，耶森彻底贯彻了家庭医生的观念，挨家挨户亲自走访街坊邻里。耶森的父母住在德国北部的家族农场，也专门南下前来帮忙。光是诊所的墙壁，就花了三个月的时间进行刮漆、泥作和粉刷工程。耶森的家人一直都以不同的方式在他身旁支持他。过了几年，耶森的弟弟阿尔内也到了耶森的诊所当医生。

耶森在家族农场长大，放学后和暑假期间会照顾牛群。由于耶森是长子，他的祖父非常坚持耶森有朝一日必须接手农场。耶森出生时，他们的小村子还为此庆祝了一番，因为他的出生被视为出奇的好运，有儿子可以延续家族传统。不过，耶森的父亲有不同的想法。由于他自己被迫跟耶森的祖父一样务农，所以他希望耶森可以找到一条属于自己的路。

耶森在柏林完成医学院的学业后，就为了医学研究奖学金搬到旧金山，同时也去看看美国是什么样子。在世界许多地方，HIV 不断造成患者死亡，而且死亡的人数还在快速增长。这个情形在 20 世纪 80 年代末的旧金山特别明显。身染重病的年轻男性多到让当地医院负荷不起，但医院也无法提供任何有效的治疗。这样的情景看起来毫无希望。

对耶森这样的年轻同性恋医生来说，这种情形实在让人无法承受。这是他首次见识到同性恋群体里 HIV 的影响有多大。耶森说，在旧金山，"同性恋生活就代表 HIV"。他发觉自己正渐渐从医学界退出。他看见那么多年轻男性的生命被疾病摧毁，这使得他质疑自己，当初为何要选择从医。有一件事情他再清楚不过了：他未来绝对不可能治疗 HIV 感染者。他根本承受不起。他回到德国乡下，对自己的未来毫无头绪。他该不该走容易走的路呢？他思考着回乡下当医生。住在家族农场附近，如此单纯的生活相当吸引他。

1989 年，他听到柏林墙倒下的那一刻，这一切都改变了。他马上就收拾了行李。他赶回柏林的目的，有一部分是想经历这一伟大时刻，以及颂扬他所属的城市和国家。对耶森与其他涌进柏林的人来说，当时的柏林成为"一个超大派对；在东部一切都瓦解了，没有任何规则、没有房租……这是逃脱医生生涯最好的方式"。耶森回到柏林之后，就放开一切栽进了派对现场。他有 6 个月的时间没有碰医学，成天与朋友派对度日。在庆祝的浪潮之下，他试图让自己的头脑麻痹，不再去想在旧金山看到的可怕案例。这位有抱负、有才华的年轻医生，能够在医院之外追求生活。这里的都市同性恋文化，跟旧金山充满恐惧与绝望的文化差太多了。

最后，他在前西柏林的舍纳堡一带租了一间小公寓。跟前东柏林的狂放派对和被占据的废弃公寓比起来，舍纳堡安静多了。这个社区绿荫匝地，条条街道都种满行道树，华丽的老公寓之间有着小巧的社区公园。社区里仍可见第二次世界大战的伤痕：精心雕琢的巴洛克风格建筑旁边，却是门面丑陋的新建庞然大物；这些是战后急于重建而导致的结果。

有一天晚上，耶森又参加了一场热闹的派对，在那里他遇见了一位年轻的美国人。这场派对跟许多派对一样，是在一间被废弃的公寓里举行的；那里还有先前住户留下来的东西，印证了从前铁幕后的生活。耶森穿梭在人群中间时，安德鲁突然有如鹤立鸡群一般出现。这个美国人看起来像是高中生，年轻的脸庞和明亮的双眼透露出无忧无虑的个性。安德鲁的父母是美国西岸自由派人士，而安德鲁本人富有魅力，举止自然冲动，又爱冒险，展现出来的特质恰好与耶森细心规划的个性相反。据耶森所说，那晚他遇见了人生的挚爱。这个人会让耶森探究一项史无前例的 HIV 疗法。

耶森的诊所外面没有招牌，只有窗户里一个不起眼的小牌子，让人知道里面有一间诊所。走进建筑，首先是一个又暗又脏的门廊，接着是一个满是灰尘、没有自然采光的老旧楼梯，旋转着连接到诊所门口。对预期会听到坏消息的患者来说，楼梯有如一个可怕的前厅。安德鲁就是爬着这个楼梯，到耶森的诊所和住所跟他碰面的。他们几周前就从华盛顿回来了。诊所一周七天都有开放，假日也没有休诊。安德鲁总是知道哪里可以找到耶森。隔开诊所与住所的墙，还不如说是一道薄膜，无法将耶森的生活和工作分开。

耶森告诉安德鲁检测结果。他以前曾这样告知过无数次结果，告知的对象都是像安德鲁这样的年轻男子。他一如既往的温柔，但这次不一样：他诊断的是他自己的男友、另一半、最爱又最信赖的人。他们在耶森的住所里互相拥抱，两人潸然泪下。那是 1993 年，所有感染 HIV 的人都会因 AIDS 而死。能治疗 HIV 的药物，只有 AZT（齐多夫定）一种，而且药效还不足以让人活命。

耶森马上就想到他认识的研究人员，以及一场即将到来的研讨会。他会想尽办法让安德鲁活着。他在脑海深处也想到自己的风险。他跟一位 HIV 携带者上过床。以他自己所知来说，他知道他应该接受检测，但他硬是压制住了这个念头。他合理化了自己的不愿，告诉自己，安德鲁现在需要他。等他找到治疗安德鲁的方法后，他才会思考让自己接受检测。即使他自己就是一位医生，熟知这个病毒有多么致命，但他仍然坚持认为他不可能染病。

安德鲁的生命里有耶森，让他觉得非常幸运。但是，他的朋友没有那么相信耶森。他们认为，耶森的诊断只是胡诌出来的，是故意操纵检测结果，借此控制安德鲁。即使另一位医生也确认诊断无误，安德鲁的朋友依然存疑。他们想尽办法说服安德鲁，说这一切都是阴谋，甚至还说这是具有庞大影响力的艾滋病权益组织——ACT UP 故意传染给了他。虽然有许多人试图影响他，但安德鲁依然相信耶森。他是 HIV 携带者。由于耶森打算突破当时 HIV 治疗的界限，这一信赖关系即将接受最严酷的考验。

不过，安德鲁最终并没有成为研究领域里著名的柏林病人之一。他离开了耶森，也离开了德国。安德鲁留给耶森的礼物，是激起了耶森的热情，让他探究出一种具有风险的创新策略来对抗 AIDS。耶森从安德鲁身上得到的经验，让他更坚定地成为一种新的家庭医生，有足够的勇气、胆量和冲劲来寻找治愈 HIV 的方法。这股热情会带着他治疗两位改写医疗史的男性，而在这一过程中，这两人也会分别得到犹如悬疑小说般的称号：柏林病人。

2
一次与家庭医生的会诊

    1996 年的一天，克里斯蒂安·哈恩穿过柏林的一个闹市区；那是个盛阳的孟夏之日，一个让人无法想象会有坏事发生的一天。街上处处是坐在露天咖啡厅的人，虽然刚过午后，但街上已经听得到酒吧和夜店传出来的音乐声。哈恩走进了许多男同常去的诊所，小小一间，不会引人注意。上个月，5 月 10 日那天，他做了一件蠢事。他去了一个派对，发生了没有保护措施的性行为，接下来一周就生了病。感染不仅让他生病，还让他异常疲倦。他的喉咙疼痛，淋巴结肿胀，整个情形让他联想到水痘。他相信自己染上了病毒，但应该不是 HIV。由于病况越来越严重，他决定造访他的家庭医生耶森。

    他走进忙碌的诊所，跟耶森会面，告诉了耶森他的恐惧，详述了自己发生危险性行为和发病的确切日期。对哈恩来说，耶森不是"别人"：耶森是他的医生，但一如耶森的许多患者，他也把耶森当成自己的朋友。耶森的年纪与哈恩相仿,两人都接近 30 岁。耶森在 5 年前开了自己的诊所。由于自己经历过 HIV 的恐惧,所以他更能以同理心对待他的患者。他还是会想念安德鲁;这个让他伤透了心的男人,现在虽是 HIV 携带者,但仍健康地与新男友在西班牙生活着。安德鲁验出 HIV 后 4 个月,耶森首次为自己做了 HIV 检测。这让人很难理解:为什么一位知道及早治疗有多重要的医生,会等那么久才接受检测?不过,爱情会让人做出不理性的行为。检测结果是阴性。

耶森的候诊室一直都人声鼎沸,他觉得每天工作结束后都会精疲力竭。不过,他直接帮助了他的患者,当中无形的收获让他有了继续下去的动力。他告诉他的朋友和同行,他并没有专注在研究上;他想要处理人的事。

耶森一听到哈恩描述类似感冒的症状,马上就想到 HIV。在他的年轻同性恋客户群里,耶森屡屡碰上这个病毒,也经常会怀疑患者染上 HIV。

耶森坐在诊疗室的桌子旁,以清晰、镇定的声音说:"我们会替你做检测。"他一边说着,一边直视哈恩的眼睛。"我们会抽一点血。你明天再过来,我们来谈一谈。一周后结果就会出来。"耶森没有让哈恩着急,尽其所能回答了哈恩的所有问题。哈恩显然不担心,他不相信自己会受到感染。不过,从耶森的角度来看,哈恩接触的病毒正好与他感冒般的症状吻合。

这完全就是 HIV 急性感染的症状。耶森开始进行他的检测前咨询—— 他对所有可能感染 HIV 的患者都会这样做，让他们准备好接受结果，无论结果是好是坏。他的咨询结合了同理心、科学和预防方式，综合起来让患者调整好情绪准备接受诊断结果。咨询让患者知道什么样的行为会有风险、理解 HIV 检测如何进行，以及当结果是阳性时应该怎么处理。耶森是与患者谈论 HIV 诊断的专家，甚至还在柏林洪堡大学开设了一门"宣布坏消息"的课给医学院学生。

医学上有两种方法检测患者是否感染了 HIV：第一种方法检测的是人体对病毒的反应，第二种则是直接检测病毒。第一种方法是抗体检测。我们的身体会制造抗体，以用来逮捕入侵的病原体。这种检测方式的问题，就在于人体平均需要花上 25 天的时间才能产生对抗 HIV 的抗体。若要等 HIV 的诊断，等上一个月实在太久了。

20 世纪 90 年代，大多数人接受的是 HIV 抗体检测，但耶森决定让哈恩接受 PCR（聚合酶链式反应）检测。耶森知道，如果他猜得没错，哈恩确实受到感染的话，那么哈恩的身体还来不及制造抗体来直接对抗病毒。相反，他必须直接检测是否有 HIV 存在。若要这样，就不是检测身体对病毒的反应，而是要进行 PCR 检测。在实验室里进行的基于 PCR 的检测，会确定 HIV 的特定部位，亦即在每个病毒中都会发现的基因。 PCR

检测的过程中会大量复制特定基因，使得病毒数量虽少也能被检测到。在当时，接受这样的检测是一件不寻常的事，大多数医生都是等上一个月，再采用抗体检测。不过，何大一实验室的新兴研究，影响了耶森的想法。何大一是在纽约市工作的研究者，他有一套理论，认为关键是在 HIV 感染初期就开始治疗，因此需要及早进行 HIV 诊断。耶森要哈恩回诊，看看新的检测方法会得到什么结果。

哈恩有挚友，有深爱他的温暖家庭，但是他没有告诉任何人自己接受了 HIV 检测。既然他都不觉得自己是 HIV 携带者，又何必跟别人说呢？

哈恩长大的地方，在德国南部的乡下。他忆起童年时，觉得童年时光相当快乐。他对语言学有兴趣，先是在家乡的学校学习语言学，后来在 1995 年决定搬到柏林。哈恩非常喜欢这座城市。跟家乡比起来，柏林跟那个 10000 人的小镇有着天壤之别。虽然他生性害羞，但不久便在大学里交到许多新朋友。他的社交生活让他喘不过气来；刚刚来到都市区的人常常会这样。随后，他在派对上做了一件高风险的事：他与一位几乎不认识的人发生了性行为。现在，离他搬到大城市不过一年的时间，他就在这里首次接受了 HIV 检测。

虽然 HIV 在柏林媒体上受到相当大的关注，但哈恩觉得他与这个传染病是隔绝开来的。他认识的人里，没有一个是 HIV

携带者。哈恩说："《时代》杂志的封面上有个人。"指的就是何大一。这个人会影响哈恩接受的疗法，但哈恩几乎记不起这个人是谁。即使德国的《明镜周刊》1995 年报道全世界感染 HIV 的病例在不断增加，但哈恩仍很难将这些严肃的数据与他周遭年轻、健康的朋友联系在一起。在他第一次看病后一周，他又坐在候诊室里；他听到诊间呼唤他的名字时，觉得轻松、自信。

耶森要护士准备好茶。这是对护士的暗示，表示他要告诉患者的是 HIV 确诊。他偏好把一切安抚情绪的东西都准备好，让他跟患者说完话后可以马上使用。耶森走进诊疗室，跟哈恩握了下手。哈恩坐在桌子的另一边，离检诊台几英尺的距离。整个诊疗室都是白色的：白色的墙壁、白色的检诊台，还有被从大窗户进来的风吹得鼓鼓的白如纱布的薄窗帘。房间里是现代风格的家具，不是镀铬就是深色的木头。

耶森先以他所谓的"鸣枪警告"开始谈话。他直视哈恩的双眼，对哈恩说："我没有替你带来好消息。"接着停了几秒钟。

这绝对不会是那天耶森唯一的一次 HIV 确诊谈话。他的候诊室满是受到感染的年轻男子。不过，耶森对哈恩特别温柔，即使他对哈恩说"你的 HIV 检验结果是阳性"时也一样。他想让哈恩认识到这个病毒有多可怕，但也想向他保证有治疗的方式，而且关键就是马上开始服药。在告知坏消息后，耶森拥抱了哈恩，摸了摸哈恩的背安抚他。

当耶森告诉哈恩检测结果时，他评估了这位患者的性格。当时耶森已算是家庭医生中的特例了，他会将研究融入实际工作里。当他与哈恩一起坐在诊疗室里时，心里想着哈恩是否能从一种实验性新药物中受益；他有将这种新药少量开给一小群刚刚受到感染的患者。耶森是第一个将这种药物开给 HIV 感染者的医生；而第一位接受的患者就是他的男友安德鲁。现在，耶森想知道这种药物是否能帮助全世界的人，而哈恩这位负责任的年轻人能不能成为受试对象之一。

哈恩听到自己呈阳性反应时，心里感到诡异的平静。他无法认知这个情境有多么真实，无法理解他被告知的话，无法处理他的一生即将大幅改变的事实。这就像是耶森在说外语，而哈恩理解有困难一样。他们说了说话，就暂停下来，再继续说。

耶森非常有耐心。他早就习惯患者的反应可能说变就变。不过，他已经觉得哈恩可以信赖，会负责任地服用药物。

他开始说："我们正在测试一种新药，这种药有可能可以完全消除 HIV。"

哈恩只是点了点头，没有再问什么。耶森叫他吃什么药，他就吃什么药。耶森的想法是，赶在病毒占领身体以前，及早服用一套强烈的药物来开始治疗。进行这项试验时，耶森只会挑选感染最初期且可靠性高的患者。

他向哈恩重复了一次他需要何时吃哪些药。1996 年，合并多种药物的概念仍属创新，哈恩要吃的药有三种：地达诺新、茚地那韦，以及羟基脲。

1989 年，罗氏制药（当时是世界上数一数二的生化科技公司）的科学家解开了 HIV 的蛋白酶晶体结构，让 HIV 的治疗有了新的策略。许多制药公司利用病毒蛋白酶的结构，设计出一系列有效的新药。其中一种就是茚地那韦，这种药物由默克集团开发，核准上市的时间就在罗氏制药的蛋白酶抑制剂沙奎那韦上市的三个月之后。茚地那韦就是哈恩要服用的药物。

跟全新的蛋白酶抑制剂不一样，羟基脲是一项实验性新药，全世界只有屈指可数的人在测试；耶森认为，这种药物有可能将体内的病毒去除掉。这些药物共同的问题，是它们留在体内的时间都很短。这表示哈恩必须每天吃两次地达诺新、三次茚地那韦，以及三次羟基脲。他服药的时间必须完全精准，才能抑制住病毒。

耶森对哈恩说，他必须再抽一次血来进行确认，哈恩第二天还需要再来一趟。他替哈恩写了一张证明，让他可以向实习的学校请两周假。最后，他请哈恩到茶水间喝茶，并跟一位护士谈了两小时。这一切就这样结束了。许多年后，耶森说："我完全不知道他会有多特别。"

就哈恩来说，他当时不觉得自己有多特别。他把手中的说明文件折了起来，蹒跚着走出了诊所。他不知道自己该有什么感觉，但他确信自己的反应不太对。他希望自己有办法哭出来、发出呜咽声，或是至少让情绪宣泄；相反的，他觉得麻痹、孤独无助。那天晚上，他把未来服用药物的复杂计划表写了出来。耶森说服了他：这些药物是关键。他所要做的，就是照表吃药，而且绝对不能漏吃任何一种。

两人这时都不知道的是，过了一年之后，哈恩就会成为奇特的案例。研究人员会开始在论文中称他为"柏林病人"，他的故事也永远改写了HIV领域。就在耶森让哈恩接受实验性新疗法时，他的另一位患者正接受标准的药物治疗。这位患者确诊时的感染程度比哈恩重，年纪比哈恩大3岁，同样也住在柏林。虽然两人从未见过面，但他们早期确诊感染HIV的经历有相当诡异的相同之处。他们认识的人有些重叠，看的是同一个医生，去过的夜店和餐厅有些也相同。这位男性叫作蒂莫西·布朗，日后他也会被称为"柏林病人"，但他是第二位。这两个人虽然接受的治疗方式有非常大的差异，但都有一个奇特的经历：他们的HIV治愈了。

3
被判死刑?

　　布朗的脸和背都滴着汗，在砖墙上靠着。他情绪激动，喘不过气来，心脏在胸腔里怦怦地响。电子音乐的强劲节奏感觉穿透了墙壁，把他拉回夜店里面。在 20 世纪 90 年代，Tresor 是一家传奇性的地下电子音乐夜店。这家店是柏林必访之地，排队进去的人往往站满整条街。Tresor 位于前东柏林的中央，名字大致上是"地窖"的意思。与哥特式教堂的地下墓园不同，这间地下室位于一间歇业百货公司废弃的银行金库里。

　　布朗爱死柏林了；他喜爱这里的夜生活、他的朋友、他的男友。生命似乎不可能比他 1995 年在柏林的生活更好了。柏林正经历一场复兴，世界各地的人涌入统一后的城市。克里斯托弗·伊舍伍德的回忆录里充满了他于 20 世纪 20 年代末期和 30 年代在柏林的经历，他在当中写道："柏林就代表男孩。"20 世纪 90 年代的柏林，让人回想起这个在第二次世界大战之前，更早的性解放年代。布朗此时就在经历这样的自由氛围。

认识布朗的人，莫不觉得他有惊人的魅力。他沉溺在朋友圈中，跟所有的人调情，各种小空间都会充满他短促的笑声。他是一位住在柏林的学生，但还不确定想主修什么。为了应付生活开销，他在爱因斯坦咖啡馆打工，就在查理检查站的旁边。查理检查站是柏林墙著名的过境点，原本在西柏林和东柏林之间的往来受到限制，现在这里却成为热闹的旅游景点。这家咖啡馆随时都挤满游客。

那个夏夜，布朗站在 Tresor 外面，心里想着马库斯，他是布朗的前男友，大约两年前，他们交往过 6 个月。马库斯的醋劲一直都很强，一直都以为布朗在追其他男人。他们在希腊旅行时，马库斯突然在米克诺斯岛上跟布朗提出分手。马库斯离开的时候，布朗伤心欲绝。现在，布朗的电话录音机上却有这位他朝思暮想的男人的留言：马库斯想跟布朗见面。

当他们面对面时，布朗的白日梦破碎了。马库斯斩钉截铁地说："嘿，我验了 HIV，结果是阳性。你也应该去验一下。"布朗看待此事相当慎重。这时正值 20 世纪 90 年代中期，他知 HIV 是 25 岁至 44 岁美国人中最主要的死因。就在去年 3 月，布朗才眼见一位挚友死去，而这位朋友诊断出感染 HIV 的时间也不过短短一年而已。所有确诊感染 HIV 的人都会死，布朗已经失去太多位朋友了。被宣布感染 HIV，就等同被判死刑：没有好的治疗方法，更没有治愈的可能。

布朗知道，马库斯的 HIV 检测结果是阳性，不一定代表他也会是阳性。事实上，布朗觉得自己不可能是 HIV 携带者。他一直都相当小心；不过，有个夜晚在他脑子里挥之不去，那是他认识马库斯之前的某个晚上。他发生性行为的时候，通常都会叫对方不要在他的体内射精。这并不是最好的解决之道：这不能保护他免于已知的疾病之苦，但至少比什么都不做好。有一位叫杰里米的男人，大刺刺地忽略了这项请求。布朗此时就想到杰里米。那天晚上之后，布朗就只见过杰里米一次。那次碰面是在非正式的场合，当布朗嘴上说客套话时，脑子里只想着一件事：你是那个在我体内射过精的人。有没有可能，是布朗让马库斯受到感染的？布朗自己有没有可能是 HIV 携带者？

在马库斯宣告他是 HIV 携带者、建议布朗接受检测的几周之后，布朗坐在柏林夏里特医学院附属医院热带疾病研究所一个干净的小诊疗室里。那是 1995 年，是布朗搬到柏林后第一次看医生。10 年后，在他诊断罹患癌症之后，他会熟悉这家医院，医院里的房间和墙面有如他的第二个家。不过，现在是他第一次来这里，在迷宫般的走廊之中，他不太找得到路。此时他坐在医院深处热带疾病诊疗室里，发觉自己情绪异常焦虑，正好跟多年前他在西雅图第一次接受 HIV 检测时在诊疗室的焦虑一样。等待的过程让人难熬极了，检测结果花了好几周才出来。

虽然耶森给布朗做的检测，现在经常用来检测处于感染初期的 HIV，但在 1995 年时，这种检测方式还很新，而且很少使用。常规的检测方式是 ELISA，亦即酶联免疫吸附剂测定法。这种检测方式判别的是免疫系统是否对病毒产生反应；换句话说，ELISA 检测的是体内对抗病毒的抗体。任何入侵体内的病原体，会在其所入侵的细胞表面留下一些小碎片，免疫系统因此得知有东西入侵。这些病原体的小碎片称为抗原，会刺激免疫系统产生反应。一旦身体检测到抗原的存在（每种病毒和细菌的抗原都不同），就会准备让免疫系统进行攻防战。

免疫系统的攻击分为两波。负责第一波攻击的是先天免疫系统，由许多抗病原体成分组成，包括会自相残杀的细胞（会吃掉受感染的细胞），以及把受感染部位与身体其他部位区隔开来的发炎反应。先天免疫系统可以快速传令到位来应付病原体，因为它使用的是体内既有的工具。

相较之下，第二波攻击由后天免疫系统发动，需要耗费比较长的时间。后天免疫系统会发展出新武器，专用于对抗入侵的病原体。它会利用血液里对抗感染的白细胞（更准确来说，是由 T 细胞 B 细胞组成的淋巴细胞），以进行攻击。干细胞若在胸腺（thymus）分化成熟，就被称为 T 细胞；若在骨髓（bone marrow）成熟则被叫作 B 细胞。对于 HIV，这种"定制"的免疫反应需要时间，可能从数周到数月不等，平均时间是 25 天。

假如你发现一枚钉子，然后发明出铁锤来好好利用这枚钉子，那么你大概不会在钉完钉子后，就把铁锤丢掉；毕竟，你有可能还会再发现一枚钉子。同理，B 细胞制造出对抗 HIV（或任何病毒）的抗体后，被感染者的免疫系统会永远记住这个病毒，终身持续制造同样的抗体以防万一。

进行 ELISA 检测时，会提取一点黄色透明的血浆（纯化过的血液），将之稀释数百倍后，放进所谓 96 孔板的洞里。这个透明的塑料板上有 96 个小凹槽，用来装液体；每个凹槽能装的容量不大，大概是几个雨滴大小的液体而已。每个凹槽里都有抗原，也就是病毒的一小部分，分量刚好够引起凹槽里免疫系统（此时仍能运作）的注意。如果免疫细胞马上就认出病毒并开始攻击，检验结果就是阳性的；这代表提供血液样本的人感染了 HIV。

但是，我们又怎么知道免疫细胞在发动攻击呢？这不需要实验室的工作人员用显微镜来看 ELISA 到底发生了什么。如果结果是阳性（被感染者的抗体与入侵体内的病原体结合在一起），等于是鱼被钓到、钓线开始收起来了，凹槽就会变成紫色。颜色越深，就表示免疫系统的反应越强。如果稀释过的血浆里没有 HIV 抗体，就表示这个人没有遇到病毒，紫色也不会出现；再去钓钓鱼吧。

ELISA 相当耗费人力，需要技术精良的实验室人员来准备材料、将液体放进 96 孔板、小心清洗，以及判读结果。这是一项非常敏锐的检测，能准确诊断出 99.9% 的 HIV 感染案例。不过，这项检测有两大缺点。第一个正如先前所述：身体需要花费时间才能产生 HIV 抗体，所以一个人有可能被感染了好几个月，而 ELISA 还是呈现阴性。正因如此，通常要在接触 HIV 后至少 6 周才会进行。如果身体对 HIV 产生抗体，那么结果会非常精确，可是感染后太快施测就一点都不准。第二个缺点，就是这项检测本身需要耗费大约两周的时间。这两周会让人万分煎熬。在布朗接受检验的 1995 年，检测结果为阳性的人中据估算有 1/3 没有回诊看检测报告。

现在的人可以在转角的药店买到快速筛查 HIV 的试剂，叫作 OraQuick，就像是掌中的 ELISA 一样，而且还要更好：它不需要抽血。使用者只需要用棉花棒刮一些嘴巴里的黏液；口腔黏液位于脸颊并充满抗体，跟口腔内腺体分泌的唾液不一样。虽然嘴巴里检测不出任何 HIV，但是所有 HIV 携带者体内都有抗体，会被身体释放到组织和血液里。这种检测方法检验的就是这个。棉花棒放进一个小瓶子里，里面装有 HIV 碎片的复制品；这些碎片看起来像 HIV，但无法感染任何人。只要碰到这些碎片，抗体就会发动攻击，让一个会改变颜色的酶产生反应。大约 20 分钟后，检测装置上会出现一条线（就跟让许多女性期盼或恐惧的验孕棒一样）。在 OraQuick 筛查时，如果试剂上出现第二条线，就表示检测结果为阳性。这个在家自行操作的检测相当准确，只比实验室的检测略逊一筹。如今这一切自己在家里就可以做了，但在 1995 年，漫长的等待最后，是一次可能会改变一生的回诊。不过，耶森担心自行操作的 HIV 检测有坏处。他说："这不该是一个人面对的消息。"其他医生，特别是家庭医生，也认同他的看法。他们认为，HIV 诊断其中一个很重要的环节是心理咨询。让 HIV 检测轻便化，与确保患者得到该有的支持，这两者难以取得平衡。撇开 HIV 检测阳性所造成的心理创伤，新的检测方式来得正是时候，让科学家取得了重要进展，向完全治愈 HIV 的目标迈进了一步。

柏林夏里特医学院附属医院的热带疾病研究所看得出岁月的痕迹，墙上油漆黯然，家具老旧。据患者的描述，这里相当黑暗，只有高处小窗子透进来的暗淡光线。墙上的一张海报写着"艾滋病是大家的事"（AIDS geht alle an Problem），上面有男男女女的黑白照片，大家低着头宛如祈祷一般。布朗被叫进一个小房间里，与一位手中握有检测结果的医生握了握手。布朗的嘴巴在颤抖。

在听到感染 HIV 时，有些人感觉早就知道或怀疑了，有些人还能说出确切的感染时间和地点，另外有些人则是有如晴天霹雳、完全没想到会这样。无论患者是马上崩溃，或是在医护人员面前强作勇敢，大家的反应就像雪花一样，每一个都不一样。

布朗想让所有人知道结果。他告诉了爱因斯坦咖啡馆的老板，告诉了同事，也告诉了朋友。他说："我不想静默不语。"他一遍又一遍地说出他从医生口中听到的可怕字眼：他是 HIV 携带者。他头几周告诉众人这个消息时，只特别跳过了两个人。第一位是他的母亲；她罹患乳腺癌，此时正在重病中。他觉得，他无法让她的生命再加上这个负荷：如果他告诉了他的母亲，他知道母亲会担忧他的生命。

当布朗的母亲遇见他的父亲时，她还不到 20 岁，心却被一个几乎不认识的老男人掳获了。她是基督徒，来自一个保守家庭，但被青少年时期的激素驱动着。让她震惊的是，她不但怀孕了，孩子的父亲还是一位有妇之夫，且已经有了自己的孩子。布朗的父亲离开了。他在没有父亲的家庭中长大。布朗与家人的关系相当脆弱，好像每个人都承担着莫大的痛苦，每个人都快要支持不住，但仍然硬撑着。

第二位没有被告知的对象，是布朗认为让他受到感染的男人——杰里米。大部分医生都会叫患者通知所有可能受到感染的伴侣，特别是可能感染他们的人。这样做是为了公共卫生考虑，让受感染的人不会在不知情的状况下继续传播病毒。布朗不知道杰里米在哪里，甚至不能确定到底是不是杰里米感染了他。自从多年前那一晚后，他只见过杰里米一次。布朗也许无所畏惧，但不知道为什么，杰里米就是不想让他去找自己。

布朗当时把这个消息告诉了许多人，第一个就是当时的男友。男友的反应非常极端，愤怒的眼泪立刻涌出。他用拳头打着自己的大腿，说："你两年内就会死了，你的人生已经结束了。"

PART II

疾病，药物，及其产业

此时的美国，有着号称全世界最先进的医疗系统和全世界最完善的公共卫生体系，旨在将这种瘟疫从全国人民中消除。

——兰迪·希尔茨《世纪的哭泣》

4

病毒界的特洛伊木马

对许多 HIV 感染者来说，AZT 是一种让人愤怒的东西。这种药物是我们历史上的污点，揭露出医药研发产业的不公平、政府的恐同，以及理应保护普罗大众的人缺乏同理心。HIV 研究者对这种药物往往持不一样的想法。对他们来说，AZT 代表的是第一道希望的光芒、之后所有 HIV 药物的先祖。它是现今少数几种被认为不会对胎儿造成危害的药物。

1984 年，宝来威康公司（AZT 后来意外替这家公司赚了大量钞票）是美国第二十大的制药公司；研究部门副总裁大卫·W. 巴里，是病毒传染病专家。此时鲜少有公司研究病毒，因为病毒出了名的难以锁定。病毒跟细菌不同：病毒入侵细胞后，会与该细胞的机制产生紧密的联结。这与癌症有些类似：几乎不可能在不杀死细胞的情况下，把病毒杀掉。巴里特别关注三年前刚刚发现的新疾病：艾滋病（AIDS）。

虽然我们很难想象一家制药公司承担了这么大的风险，但在 1982 年时，巴里成立了一个小型团队，探讨有什么药物可以用来治疗这种新疾病；当时这种疾病曾暂时被称为"同性恋相关免疫缺陷"（GRID），而且没有任何已知的病因。这个决定相当大胆：没有任何一家制药公司会分配资源来对抗这种疾病。巴里发觉自己不顾巨大的挑战（也有可能正因为是巨大的挑战），关注 AIDS。巴里最亲近的人觉得，他对 AIDS 的注意几乎快成了执迷。1984 年初，法国和美国的科学家几乎同时发现，AIDS 患者是被一种逆转录病毒感染的。

HIV 就是他们辨识出来的逆转录病毒，是一种病毒界的特洛伊木马。它之所以被称为"逆转录"病毒，是因为它繁殖的方式跟大多数生物体完成这项特技的方式相反。人体内每个细胞（我们体内有无数个细胞）里，都能找到建造整个人的基因图谱，每个细胞内都有整套指令。这些基因被包在 DNA 里，而 DNA 是紧密缠绕的核酸分子。若要利用基因里所有的指令，特定的酶会在细胞核里解开 DNA 螺旋，但为了确保珍贵的 DNA 不会遗失，会有另一种酶切换进来，将所需的 DNA 复制一套出来。这个过程就叫作"转录"。这个复制品事实上是倒过来制作的，有一些特别的变动［其中一项变动，是一种叫尿嘧啶（U）的碱基；这个分子有可能来自外层空间——这是真的］。这个复制品叫作"核糖核酸"（RNA）。RNA 蓝图再从细胞核转移到核糖体；核糖体一旦取得 RNA，就会转译这个逆向的密码，用这个蓝图产生蛋白质。

DNA → RNA →蛋白质

一、二、三，就这么简单。这个过程是弗朗西斯·克里克（与詹姆斯·沃森共同发现 DNA 双螺旋结构的人）定义的，几十年以来都被视为科学界不变的教条：这就是生命运行的原理。正因如此，大家可以想象，当科学家发现有病毒可以逆向操作时，他们有多惊讶。逆转录病毒迫使科学家质问：生命的定义是什么？这个生物体有自己的遗传密码，但没有细胞来储藏这个密码。倘若你握有生命的蓝图，但必须从别的生物体借来建造生命的工厂，那么你是活着的吗？是否有可能有细胞以外的生命？生物分类学家已经耗费好几十年来争论这一点，但这样的争执可能没什么意义。正如卡尔·齐默在《病毒星球》一书里所说："一直试图找到 RNA 生命突然变成'活着'的时间点，只不过是让我们分了心，略过了逐渐演变成我们熟知的生命形式的过程。"

这就是逆转录病毒所做的事：它们会蒙骗我们的细胞，教唆人类细胞制造出病毒 RNA 指示的蛋白质。HIV 不是以 DNA 开始的，而是将所有的遗传信息储存在 RNA 里。这种病毒是两条简短的 RNA，包裹在一个刺突蛋白的外壳里，内含一切它所需要的酶。病毒 RNA 会跑进人类的细胞核里，但进行的不是转录，而是逆转录：HIV 会利用一种叫逆转录酶的酶，将 RNA 复制变成 DNA（跟人类细胞内的 DNA 同一种形式）。病毒借由将 RNA 转换成 DNA，就能把它的遗传物质插进我们的遗传物质里。由于病毒的遗传物质现在已经是 DNA 的形式，我们的免疫系统就无法分辨病毒的基因和人类自己的基因。病毒做到这一点后，基本上就是骗过了我们的细胞，让细胞制造出 HIV 繁殖所需的蛋白质。

RNA → DNA → RNA →蛋白质

病毒利用逆转录酶，将自己的 RNA 以 DNA 形式复制出来后，仍需要将这个 DNA 藏在人体 DNA 里。它会利用另一种酶——整合酶，将新生成的 DNA 嵌入人类的遗传物质里。整合酶会切进我们的 DNA 里，将染色体剪断，接上新生成的病毒DNA。这是一个不可逆的步骤；一旦这个步骤完成，病毒就会永远存在于我们的染色体里。

被入侵的细胞会依照病毒的指示，生产出又长又难以控制的链，将病毒酶（逆转录酶、整合酶、蛋白酶）结合在一起。这些蛋白质必须像做一盘沙拉一样，剁碎、拌匀，才能产生出一个病毒。病毒会利用蛋白酶来做到这一点。若是少了蛋白酶，病毒即使具备所有基本材料，也无法感染。蛋白酶将蛋白质剁碎后，病毒就会进行最后的组合，把单链 RNA、病毒酶，与核心蛋白质组成壳体，亦即一个蛋白质外壳，里面包含病毒所需的一切，只差病毒包膜。这最后一块拼图，是病毒在离开人类细胞时拿到的。包膜（包住病毒的蛋白质）一部分是病毒，另一部分是人类细胞。由于病毒有这样的外衣，它便能再去感染其他细胞。病毒的生命周期如图 4.1 所示，一个成熟的病毒颗粒诞生了。

我们实在很难想象 HIV 有多小。这个微小的入侵者只有四百万分之一英寸，大小是细菌的二十分之一，更只有它所入侵的 T 细胞的十七分之一，也只有人类头发的千分之一那么细小。不过，它留下的痕迹巨大无比，每天可以自我复制好几亿次。入侵浪潮会让人类的免疫系统完全负荷不起，最后会让病毒赖以维生的细胞大量死亡。对病毒来说，杀死我们体内的细胞，不是明智之举。不幸的是，病毒在杀死我们用来自保的细胞的同时，也把我们杀死了。

逆转录病毒已经在我们体内存活了数百万年。它们曾留下有如考古遗迹般的线索：我们的基因组中，藏有病毒的 DNA 片段，是无法抹除干净的。古代病毒入侵我们的染色体时，会留下碎片，可说是感染性疾病的历史记录。这甚至不单单是历史

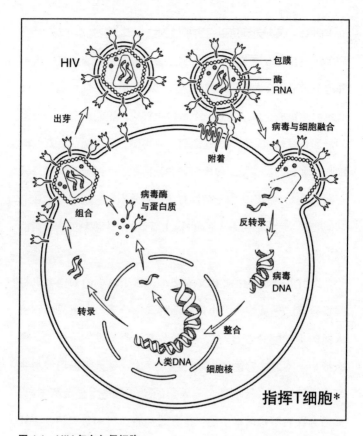

图 4.1　HIV 怎么入侵细胞

病毒首先与 T 细胞接触，将它的酶和 RNA 释放到 T 细胞里面。逆转录酶把病毒 RNA 转录成 DNA。接着到达细胞核，整合酶在那里将病毒 DNA 藏在人类 DNA 里面。再由细胞将病毒 DNA 转录成为 RNA。我们的细胞会根据 HIV 的指示，产生病毒的蛋白质。蛋白酶将这些蛋白质组合成一个病毒。病毒在离开细胞的时候，会从人类的细胞膜中取得蛋白质，让它有能打开更多 T 细胞的钥匙。

* 　指挥免疫系统的 T 细胞称为 "辅助性 T 细胞"，作者为了避免读者混淆，
　　直接称之为 "指挥 T 细胞"。——编注

记录而已，更是我们基因密码的一部分，影响了我们整个物种的发展。逆转录病毒有可能具备这般影响力。其他病毒（如西班牙流感和黄热病病毒）可能会让数百万人丧命，但只有屈指可数的病毒能够进犯到我们身为人类的本质。

我们以为逆转录病毒是身份不明的魔鬼，会摧毁生命。不过，不是所有的逆转录病毒都会伤害宿主。那么，会造成伤害的逆转录病毒，跟无害的逆转录病毒之间，到底有什么差别？答案似乎在演化。有两种与 HIV 高度相似的逆转录病毒，就能与它们的宿主和平共存：猴免疫缺陷病毒（SIV）和猫免疫缺陷病毒（FIV）。美洲狮若感染 FIV（这个病毒与美洲狮共存的时间相当悠久）并不会生病，但只要病毒传染给家猫（病毒与家猫的演化史相较之下短了许多），就会造成类似艾滋病的症状。猴子也有类似的情形：有些物种（如非洲绿猴）就跟它们的 SIV 相安无事，即使体内有病毒也不会有什么症状。这些猴很可能与它们的 SIV 共存了好几百万年；这样的时间够让动物和病毒找到恰好的平衡。有一种扩散到人类的 SIV 可以拿来对照 HIV。HIV 与人类相处的时间相对较短，只有大约 100 年。我们认知到 HIV 存在的时间则更短，只有大约 30 年。如果我们可以等上 100 万年，也许就能跟 HIV 达成和解。驱动病毒的生物力量，会让病毒不断自我复制；因此，如果病毒想要一直复制下去，最好的方式就是让我们存活、繁衍下去，就跟非洲绿猴一样。这相当讽刺：HIV 若要变成一个成功的病毒，就必须让我们活下去。

HIV 不是一种一成不变的病毒。它会在我们体内大量繁殖，但在分子之间会有遗传变异。当病毒 RNA 产生 DNA 时，其结果会充斥错误，但这也让病毒在适应和突变方面具有明显优势。病毒作为大量涌进体内的外物，正由于它不擅长准确自我复制的特性，使得它生存的能力更强。这就是为什么 HIV 的抗药性那么强：就算有药物可以有效攻击病毒的一个部分，但在这股涌入的病毒潮中，可能就有那么一个变体可以躲过药物的攻击。这个变体会开始自我复制，直到它胜过药效为止。HIV 就是因为有这个特点，使得我们难以发展出可以有效对抗的药物，也是抗病毒药物不断推陈出新的原因。

一个人感染了 HIV，若是不接受治疗，几乎一定会进展为 AIDS。HIV 会消耗免疫系统，杀死体内的免疫细胞，特别是 T 细胞。少了这些指挥免疫系统的 T 细胞，我们就会被平常不会造成伤害的疾病击倒。每个人进展的速度不一；有些人可能要好几十年，有些人却只需要几周的时间。平均而言，一位未接受治疗的人要花 10 年才会从 HIV 感染进展为 AIDS。因此，AIDS 的定义有两种：指挥细胞的丧失（每微升的血液里少于 200 个；一般每微升的血液里会有 500 个到 1000 个），或是患者罹患能界定 AIDS 的特定疾病。界定 AIDS 的疾病在健康人里一般很少见，但在罹患 AIDS 的人中却相当常见；这些疾病包括一种细菌肺炎，以及一种由疱疹引起、会在全身造成伤口的肿瘤。这种疾病若是发生，就代表免疫系统已经溃灭，身体全然失去防卫能力。在临床定义之外，AIDS 会在人体内造成极大的损伤，典型的症状包括身体疲惫不堪，以及消瘦症候群。罹患 AIDS 的人看起来像癌症患者，会两颊凹陷、体形消瘦。就算患者躲过一死，疾病带来的异样眼光仍难以消除。

逆转录酶发现于 20 世纪 70 年代，颠覆了科学家自认为对 DNA 已知的一切知识。这项发现来自两个独立团队：一个是威斯康星大学麦迪逊分校的基因学家霍华德·马丁·特明和他的博士后研究员水谷哲；另一个是麻省理工学院的年轻生物学家戴维·巴尔的摩。在 HIV 被发现的 15 年前，巴尔的摩在研究劳氏肉瘤病毒（一种较少人知道的逆转录病毒）时，发现了这种独特的酶，这是一件改写病毒学的大事。这项开创性的研究，让特明和巴尔的摩在 5 年后共同获得了诺贝尔奖。对巴尔的摩而言，这只是他一生研究逆转录病毒的开端而已。对分子生物学家来说，逆转录的发现是一个转折点；另外，虽然当时没有人能预料到，但这也是 HIV 治疗的转折点。正因为这项发现，

HIV［一开始的名称是人类嗜 T 细胞淋巴性病毒 III 型（HTLV-III）］这种新病毒在 13 年后被发现时，已经有人在开发抑制剂，来抑制 HIV 必需的一种酶。不过，通向有效药物之路会相当崎岖难行。

5
从抗癌战役中借来的武器

1936 年，刚开始有人怀疑癌症可能是环境因素造成的。烟草、辐射、激素和石棉被视为可能造成癌症的因子，只是这一切都没有得到确认。有些研究人员认为，若非第二次世界大战需要大量科学家的投入，可能就会有人对这些早期发现采取行动。虽然如今我们无法确知是否真会如此，但我们面对癌症的方式可能会更加协调、更加理性。

到了 20 世纪四五十年代，我们饱受大量癌症确诊之苦，每年确诊罹患癌症的人数高达 20 万。我们为了让自己的言行得体，于是将这种疾病蒙上了一层神秘色彩。花在研究癌症上的经费少之又少。事实上，美国国家广播公司（NBC）甚至禁止节目中出现"癌症"一词。

正如 HIV 造成的异样眼光一般，癌症既无法理解，又让人蒙羞。癌症被形容为"文明病"，归咎于现代生活，甚至被视为一种惩罚。患者会隐匿自己的病情，不敢公开谈论他们的命运。无法根治的疾病会暴露出我们的弱点，引发人们的恐慌，让人指指点点，还会在社会中激发出最让人厌恶的本能。与此同时，它们也会导致一些人做出激进、疯狂的选择。纽约市社交名媛玛丽·拉斯克身上就发生了这种事。

玛丽有美貌，有魅力，又有钱，生来便命运非凡。她出生在威斯康星州的上流家庭，20世纪20年代童年时饱受各种疾病之苦，从痢疾到一再出现的耳痛。有些疾病如今用简单的抗生素就能治疗，但那时这些让玛丽孤独又无助。

当玛丽还是小女孩时，有一天跟母亲来到城边一间小木屋，去送要洗的脏衣服。玛丽的母亲在门外稍微停留了一下，在进去前跟女儿说了一句："贝特女士患了癌症，乳房被切除了。"玛丽说："什么意思，是被切掉了吗？"母亲点了点头，走进房间。贝特女士躺在一张矮床上，床单掩盖不住胸口上极为明显的手术伤疤。她躺在那里，身旁有7个吵闹又需要关注的孩子。这一刻后来会成为玛丽生命中的一部分。她日后回忆道："我永远无法忘记当我听到这种疾病时有多么愤怒，这种疾病造成了如此大的痛楚和残缺，我认为应该对此做些什么。"

玛丽上大学时，她的父亲已经消瘦虚弱，几乎不能吃东西。她的父母受高血压之苦，在玛丽30多岁时两人都因此去世。这让玛丽对医生和医学研究"感到深深怨恨"。她对无法救她家人的医疗体系嗤之以鼻。日后她会将这些早期经历视为她一生志业的灵感来源："我发觉，这一切都源于疾病在我或任何其他人身上时，所造成的我的强烈反抗和愤恨。"

当玛丽·伍德沃德小姐在 1940 年 6 月某天偷偷和广告奇人艾伯特·拉斯克结婚时，没人想到有一天她会大力倡导医学研究，更没有人想到她所倡导的不但会影响到癌症患者，甚至会定下现今所有 HIV 药物的基础。

在玛丽遇见拉斯克的前一年，她的生命遇到了转折。当时，她是一位住在纽约市的离婚女性，跟生育控制运动领导人玛格丽特·桑格是密友，并开始替美国节制生育联合会（现今计划生育联合会的前身）募款。她开始看到公共卫生体系的种种不足。

她和拉斯克结婚后，开始担忧她的老管家日渐衰弱的身体。这位女管家明显身染重病，但不肯透露她得的是什么病，所以玛丽只能直接询问管家的医生。那个年代还没有隐私保护法。医生告诉玛丽，女管家想隐瞒她得了子宫癌。不久之后，让玛丽大为震惊的是，生病的女管家被送进一家名称类似"无法治疗的患者之家"的机构。

由于玛丽的先生是纽约市最有权势的男人之一，她现在有了强大的盟友，决定与癌症一搏。当她得知美国癌症控制协会的预算少得可怜，会员仅有 1000 人，也没有研究主题时，便决心改革这个组织。为了让大众知道癌症研究的重要，她用了一项新策略：广告。在她先生的协助之下，她说服了 NBC 的执政官大卫·沙诺夫取消禁止在节目中说"癌症"的限制。她的论证非常有力，使得大卫·沙诺夫不但取消了禁令，还同意让明星鲍伯·霍普在频道上发表讲话，说明癌症研究经费有多么迫切。她说服了《读者文摘》的编辑刊登关于癌症的文章，招募了一批能够在这个议题上煽动情绪的写手，而且还至少有一次亲自替杂志撰写文章。整体看下来，她募到的经费多到不可思议。

可惜的是，科学又一次让她失望了。1952 年，她的先生死于直肠癌。许多女性可能会因此更加难受，既因为疾病感到生气，也对那些宣称可以打败疾病的人感到失望，但玛丽没有。她再次全力投入对抗癌症的战役中，失去挚爱的爱人让她的倡议和游说工作更加积极。

她将美国癌症控制协会更名为美国癌症协会（ACS），并成功游说美国国会支付研究经费给美国国家癌症研究所（NCI），将癌症研究经费从 1947 年的 175 万美元，提高到 1961 年不可思议的 1.1 亿美元。到了 20 世纪 60 年代初，这笔庞大的预算有一半用在测试数千种可能的药物、过滤渺无边际的各种化合物，试图找出几种有希望的药物。虽然这种新定义下的"抗癌之战"是一种进步，但采用的手法实在不够理想。对患有白血病的老鼠施用随机的化合物和药物，这样的科学既无创新，也不精彩。

在底特律韦恩州立大学密歇根癌症基金会工作的年轻化学教授杰罗姆·霍维茨，想要找到一种更为聪明的方法对抗癌症。他假设，如果没办法直接针对癌症本身，那么可以转而针对癌症所需的东西：细胞。由于癌症是细胞无止境的分裂增生，杀死癌症的最好方式，就是去除细胞的分裂能力。

细胞在一分为二之前，必须先复制一遍自己的 DNA。每个细胞都要有自己的一套遗传物质，且遗传物质在细胞之间需要一模一样。DNA 由"生命的积木"核苷酸组成。螺旋体会自己展开，直到 DNA 拉长有如梯子一般。这个梯子一阶阶断开来，使 DNA 链分开。此时 DNA 看起来就像一条拉链，分子的链节慢慢分开。而 DNA 的双链到了最后会分别进入各自的细胞。新的生命积木移入不断拉开的 DNA 拉链，形成新的 DNA。它们在这里所做的，就是从原本 DNA 里复制出两个一模一样的副本。正如拉链一般，新组成的 DNA 形成了互补结构，可以跟原本的那条 DNA 完美组合在一起，生成两组具有功能的全新拉链。

由于 DNA 的双链是互补的，所以双链都记录了细胞所需的所有遗传信息。组成双链 DNA 的碱基有简单的排列形式，每个碱基会跟另一边唯一可以互补的对应碱基紧密结合在一起。腺嘌呤核苷（A）一定会跟胸腺嘧啶核苷（T）配对，而鸟粪嘌呤核苷（G）一定会跟胞嘧啶核苷（C）在一起。这些生命积木会紧密结合；DNA 生成时，必须依靠每个核苷酸的正确配对。核苷酸上的糖类和磷酸盐会连接成骨架，将一切串在一起，形成双螺旋结构。一旦两条一模一样的 DNA 制造完成，细胞就能进行分裂，让细胞一分为二。

霍维茨有个魔鬼般的计划，来阻止 DNA 复制。他提出了"假核苷酸"的构想：作为简单的生命积木胸腺嘧啶核苷的代替品，他用的是胸腺嘧啶核苷的变体。一旦他的假核苷酸进入细胞，就会突然阻断 DNA 的生成。细胞因此无法分裂，而癌症就能止住。霍维茨日夜不停地工作，制造出了能取代 DNA 四个碱基（A、T、G、C）的假核苷酸。

霍维茨有妻子，且家庭成员还在增长中，但他依然不断前往实验室，经常在夜间和周末独自一人在实验桌前工作。他相信他的策略是对的。也许正是因为如此，这个策略失败时，他才会如此受伤。他用自己制造的新药来治疗患有白血病的老鼠，但什么事都没发生。肿瘤依旧增长，肿瘤细胞增生的速度甚至不曾慢下来。

当时是 1964 年，世界看似快要崩解了。越战正在如火如荼地进行中，美国国内的《民权法案》在四处暴力抵抗中通过，而全国各地的实验室，研究人员正迫切地想要找到一种治疗癌症的药物。霍维茨写下了他的失败。他心中相信，这些药总会有些用处。他将自己的失败描述给韦恩州立大学的同事时，殷切地形容这些药物是"一些非常有意思的化合物，只等待正确的疾病到来"。虽然这些化合物有着望穿秋水的潜力，但霍维茨没有替这些药物申请专利。药物专利相当费钱；何必浪费钱替失败的药物申请专利呢？毕竟，他在开发这些药物的时候，早已浪费了相当珍贵的资源。

这些失败的化合物被存档，纸本收录在底特律的实验室里积了一层厚厚的灰尘。其中一个盒子里装的是 AZT，一个看似没有用处的化合物。它将在那里待上整整 20 年。

当巴里在宝来威康公司组建团队开发第一种有效治疗 HIV 的药物时，在马里兰州贝塞斯达有另一个团队也正在成形。玛丽·拉斯克的国家癌症研究所位于美国国家卫生研究院（NIH）旁边，是一个由实验室和办公室组成的小园区，四周有着花朵盛开的茱萸树，24 小时都有研究员在蜿蜒的小径上穿行。研究所的位置选得相当有先见之明，位于一家医院旁边，让研究人员和医疗人员有互相交流的契机，同时也使得血液样本可以快速从医院送到实验室。

塞缪尔·布罗德尔跟在密歇根州发明了癌细胞机制药物的霍维茨一样，也是在底特律出生和长大的。布罗德尔在 20 世纪 70 代初进入国家癌症研究所时，还只是一位年轻的临床研究人员，但很快就从副临床研究员升任肿瘤科主任。到 1980 年时，他已成为研究团队的重要成员之一，即将接受一项他不可能知道会到来的挑战：一种前所未有的新传染病大流行。

国家癌症研究所正经历一场分子进化。许多当今常见的基本分子技术，如测序、克隆、蛋白质表达等，这时才刚刚起步，而且全都来自这个著名的研究所。这是分子生物学的复兴，而组成这个研究所的，正好就是一批独到、充满热情，而且准备好成为下个世代科学领袖的年轻科学家。布罗德尔是在 1981 年得知这种叫作"同性恋相关免疫缺陷"的新疾病的。一位最近去过海地的年轻男子身上出现了一些奇怪的症状，而这些症状不该同时出现才对。布罗德尔从来没看过像这样子的案例。他跟一位同事谈到这个奇特案例时说："我希望我们以后不会再看到像这样的东西。"

即使这迅速蔓延的传染病是个相当政治化的议题，但大多数科学家从最初就明显看到，这种疾病跟生活习惯无关。当美国国家卫生研究院一位同僚说这种疾病只跟男同有关时，国家过敏与感染疾病研究所（NIAID）所长安东尼·福奇就指出，这种疾病可以通过母亲传给孩子，并愤怒地答道："胎儿是有什么样的生活习惯，才会染上这种疾病？"对于提出批评的人（无论是科学家还是记者），福奇都提出有力的证据，说明这种疾病与生活习惯或性向无关。福奇跟许多 HIV 研究者一样，殷切地指出这种疾病流行的真实面貌。

当同样在国家癌症研究所工作的罗伯特·加洛宣布，AIDS 是由逆转录病毒 HTLV-III 造成的时，政策制定圈相当兴奋，因为他们很想向社会大众承诺这种疾病有解药，从而平息大家的恐惧；不过，科学家可不觉得这有什么好兴奋的。1984 年 4 月的一天，加洛站在里根总统的卫生与民众服务部部长玛格丽特·海克勒旁边，但他对海克勒所说的越来越感到不安。他当时疲惫不堪，因为他才刚刚飞了一整晚从意大利回到美国，赶到又挤又热的新闻办公室。他的自尊心受到了打击，因为前一天《纽约时报》才刚刚发表一篇文章，把发现 HIV 的功劳给了巴黎的巴斯德研究所。而现在，海克勒又提出一些打高空的说法，说新的治疗方法正在研发中。事实上，她甚至还说两年内就能找出治愈 AIDS 的方法。对于这种明知是谎言的说法，加洛觉得自己无力更正。这次的记者会在多年后仍会让他感到不安，因为这让他与法国科学家的隔阂更加扩大。

找出这种快速散播的疾病是由什么造成的，理应让人感到放心才对，但事实上，找出 AIDS 的病原只是带来了更多的忧虑。

对大多数的临床研究人员来说，"AIDS 是逆转录病毒造成的"这条消息，只代表一件事情：这种疾病不会有快速又简单的治疗方法。逆转录病毒之所以恶名昭彰，就是因为它们的生命周期异常复杂，而跟它们相关的研究又少之又少。另外，逆转录病毒专家也没有什么临床药物开发的经验。这不是什么好消息。

不出所料，加洛发现，寻找有意研发 AIDS 疗法的合作厂商相当不易。制药公司大多对于传染机制不明（因而处理起来相当危险）、市场又相对狭小的疾病避而远之。到了 1984 年末，加洛正在寻找医药合作伙伴之时，美国境内的 AIDS 案例还不到 8000 人，还没有人意识到这个数字在多快的时间内就会爆炸。没什么公司想要冒着风险，处理这种危险的新疾病。它们担心，这会需要投入大量的金钱，而根本不知道会有多少获利。这些担忧有一部分跟科学有关，因为跟这种传染病有关的信息实在太少。但是，病毒除了造成医学认知上的混乱外，对同性恋的恐惧也是让研究者不太愿意投入的原因。AIDS 被视为“同性恋瘟疫”，这样的观感使得一些制药公司和研究科学家不那么热衷。

除了对同性恋的恐惧之外，该疾病本身也让人害怕。有些医院拒绝收留 HIV 阳性的人，不愿意接收这些病情让他们害怕的患者。救火人员禁止给人“救命之吻”，害怕口对口人工呼吸会传染致命病毒。纽约市的警察开始携带口罩和手套，用来处理“疑似 AIDS 患者”。这个争议甚至还蔓延到学生家长：有些家长会担心自己的孩子，因为他们的学校有染上 AIDS 的儿童。

最著名的案例是 13 岁的血友病患者瑞恩·怀特，感染 AIDS 的他，在 1985 年被禁止上学。

即使有这些困难，国家癌症研究所还是决定将资源放在这项研究上。他们开始大量制造这种新发现的病毒，寻找一种可以用来筛检捐献血液的血液检测法。虽然研究所鼓励所里的科学家研究 HIV，但不是所有人都愿意。许多人觉得，该疾病背后的政治议题太过复杂了。跟其他疾病不同的是，只要进行 HIV 的研究，研究员就会成为权益团体放大检视的对象；对于那些跟自身看法相左的公司和研究中心，这些团体不怕发起抗议行动。同时，研究也会划分出政治界线。行动派人士认为，里根应对 AIDS 危机的方式很糟糕（里根一直到 1985 年才提到 AIDS），因此让处理该疾病大流行的应对方式更添上政治色彩。当然，许多人只是单纯不想在原本已经繁忙的工作里，再加上另一个计划。

布罗德尔不是这样的科学家。打从他于 1981 年在美国国家卫生研究院看到第一位 HIV 感染者起，他就觉得自己着了迷。他身为肿瘤学家，难免把这种病毒复制的方式，跟肿瘤细胞的复制方式做比较。在这两种疾病里，细胞会被侵占，并接收到正常情况下不会出现的信号和指令。在病情逐渐恶化时，肿瘤会远程转移，从身体的一个部位扩散到另一个部位。HIV 也会用类似的方式增长，从单一基因变体发展成一团庞杂的基因变体，能入侵几乎所有想象得到的组织。布罗德尔日后会将 HIV 疗法的发展跟癌症疗法的发展相比较："从癌症领域过来的原则，对于抗逆转录病毒药物的发展有重大影响，就从 AZT 开始。"布罗德尔站在他的办公室中，思索着到底要不要把另一个计划加进已经排满的工作之中，他摸了摸浓密的黑色胡子，调整了一下眼镜。他和加洛需要一种检测病毒的方式，需要一种可以诊断出谁罹患这种疾病的系统。所有研究员都知道，如果献血的人不知道自己感染了这种病毒，那么全国的血库都会有危险。救命时非用不可的血液，可以用的存量可能瞬间就少了一大半……

布罗德尔的思绪马上就跳到下一步。一定要有方法辨认出病毒，但是如何寻找治疗方式呢？他们能如何运用科学，筛选出适合的药物？这项工程只有一个地方有办法进行：国家癌症研究所。他回忆道："很明显的是，我们需要一个习惯发掘新药，又愿意操作活生生的艾滋病病毒的专门实验室。美国国家卫生研究院底下的机构中，唯一一个向来将焦点放在新药的机构，就是癌症机构。"

在巴里的催促下，宝来威康公司的一个小团队在 1982 年就开始拿各种抗病毒药物来试验。到了 1984 年发现 AIDS 是由逆转录病毒造成的之后，原本只是摸黑、随机的试验大大地改变了。突然间，科学家就能操纵逆转录病毒已知的生物特性。

宝来威康团队认为，针对逆转录病毒最显而易见的方式，就是对所有逆转录病毒都必须进行的独特细胞程序下手，亦即逆转录这一步骤。逆转录病毒一开始只是一条条单链 RNA，非要侵占体内细胞的机制不可。由于它们本身没有细胞，它们必须利用我们的，因此会很有技巧地将自己安插进我们的 DNA 里。宝来威康团队认为，这个过程最容易干扰。团队里大多数人专注在利用已知、企业架上既有的抗病毒药物，可是有位女性有个疯狂的想法。

珍妮特·赖德奥特是一位在北卡罗来纳州宝来威康团队里工作的有机化学家，对抗菌药物有浓厚兴趣；当时她刚刚从密歇根癌症基金会的仓库里拿出一种老药。当时是 20 世纪 80 年代初期，她很好奇这些 60 年代开发的药物，有没有可能再用来对抗细菌。其中一种药物对细菌特别管用，就是 AZT。赖德奥特花了几年时间了解 AZT，对这种药物的独特特性感到着迷。当团队的焦点从细菌变成 HIV 时，她没有忘记这种会攻击细胞的奇特药物。她看着宝来威康团队的抗病毒药物一个接着一个失败，对 AZT 的好奇也与日俱增。

一如霍维茨不想随机用各种化合物来对抗癌症那样，赖德奥特认为寻找 AIDS 药物也需要有一套理性的方法。由于熟知 AZT 背后的机制，她能看到更广的层面。这种药物的作用原理相当有道理：病毒会创造 DNA，用来将自己插入宿主细胞，只要将这个不断增长的 DNA 链中断，就能控制住病毒。当然，赖德奥特也知道许多药物明明可能有效，却还是会失败。要知道AZT 有没有效，唯一一个方式就是拿真正的 HIV 来测试，而不是其他类似的逆转录病毒。制药公司发现他们需要合作对象，但他们根本没有安全的方式，来抑制这种致命的病毒。

命运往往无法预料：正当宝来威康开始寻找合作对象时，国家癌症研究所的塞缪尔·布罗德尔和杜克大学的达尼·博洛涅西找上门来。布罗德尔开发出一套相当令人振奋的方式，来筛选 HIV 药物。他在其他公司遭受到挫败后，苦于寻找一个有大量潜在药物的公司，可以用来筛选。另外，他也想找到一个愿意投入相当可观的经费（当时，让新药上市的平均费用是 4 亿美元）让有潜力的药物进行临床试验的公司。

当国家癌症研究所的 HIV 团队与宝来威康团队碰面时，看起来有如天作之合。多年后，当专利变得更值钱时，两方也将陷入一场恶劣的角力战。不过，至少在此时万事俱备，第一种 AIDS 药物 AZT 于焉诞生。霍维茨的失败，过了 20 年后却以戏剧性又出乎意料的方式转向成功。

AZT 瞄准的，是数以千计、濒死的 AIDS 患者。"试验就是治疗，" AIDS 维权人士这样要求；他们苦于寻找治疗方法，任何疗法都好。临床试验应注重安全的顾虑，此时退居次要地位。AZT 的设计者认为，如果这些患者免不了一死，至少能让他们死去的时候抱有一丝希望。

6
站出来的日子

    AZT 不只是一种药物，它更是幻灭文化的标志。现在，1980 年以后出生的人大多赞成同性婚姻，1/3 的成年同性恋者公开在军队服役，职业运动员出柜，这些都不算什么新闻。在这样的情形下，我们很难想象，在 20 世纪 80 年代（甚至到了 90 年代），性向带来的偏见有多大，这样的偏见又多么有影响力。90 年代中期，亦即布朗和哈恩诊断出感染 HIV 时，纽约市正上演一出摇滚音乐剧。《吉屋出租》是经典歌剧《波希米亚人》的现代改编版，探讨在 AIDS 阴影下，80 年代纽约市年轻艺术家的生活。AZT 在音乐剧中扮演了自己的角色：这种药物迫使服用者随身携带闹铃，好让他们准时服药。也许更重要的一点是，AZT 在剧中的效果只是让大家聚在一起，而不是治疗病毒。

    AZT 仍旧是一种强大的文化力量，象征着黑暗的历史。当这种药物进入公众领域时，许多科学家相信大家会热烈欢迎它的到来：总算有药可以治疗 HIV 了。但这种事并未发生。

发明、检测和支持 AZT 的都是美国政府，因此该药物的完整专利却由一家私人公司所持有，这看起来似乎是一件怪事。药物相关的权利操纵在一家公司手上，从这点就可以看出美国联邦政府有多么无奈：政府在开发 AIDS 药物时几乎没有合作伙伴，也没有立足点来争取专利权。面对这种传染病的流行不断扩大，而没什么公司愿意投注资源来开发能应对的药物，美国食品药品管理局（FDA）自认有责任以史无前例的速度核准药物，即使早期临床试验中有迹象显示这种药有剧毒，也一样加速核准。

AZT 的首次临床试验，既成功又处处充满问题。在 1986 年的 2 月至 6 月，282 位 HIV 携带者被指示服用 AZT 或安慰剂。服用 AZT 的人死亡率显著下降，而且幅度之大，让管理机构无法找到正当理由扣住 AZT。因此，美国食品药品管理局迅速换掉安慰剂，改用真正的药物。不是所有的人都因此受惠；有些服用药物的人没有因此变好。这是因为这种药物只会阻挡病毒生命周期里的一个步骤。对某些病毒而言，这代表了抗药性会迅速产生。病毒突变的速度很快，因而发展出一种酶，能够辨别真正的生命积木与 AZT 这种假核苷酸。病毒的遗传物质与后续的突变率会因人而异，因此有些人会比其他人更快出现抗药性。如今，我们有办法以多种药物应付这个问题，每一种药物分别针对病毒与其生命周期的不同部分；但在 20 世纪 80 年代晚期，就只有这么一种药物可以用。

　　研究人员在为美国食品药品管理局核准程序评估 AZT 效用的同时，也在检测药物的毒性。由于这种药物的开发是用来对抗癌症的，而且从未在人体上使用过，因此很难找到刚刚好的剂量，让药效最大化，毒性又不至于太强。由于 AIDS 会危及人的生命，大部分研究人员认为，患者若能免除一死，受到一些毒性的侵害也是值得的。因此，20 世纪 80 年代晚期，AZT 合作团队里检测毒性的研究人员，只报告了他们的研究结果，并给予一些大致的方针——他们无法建议标准剂量。开药的医生要看患者对药物的忍受程度，依照每个人的情况上下调整剂量。

　　打从第一次 AZT 人体试验起，就很明显看得出这种药物有很严重的副作用。服用 AZT 的患者会出现血红蛋白（即血液中载送氧气的分子）不断上升的情况，同时血小板（帮助血液凝固的物质）数量会大幅下降。服用 AZT 的患者中，有 31% 需要红细胞输血治疗，服用安慰剂的则只有 11% 的人需要。更让人担忧的事情是，有证据显示这种药物会抑制骨髓功能。骨髓中有珍贵的干细胞，最后会发展成血液中的红细胞受到抑制，使得新生成的红细胞突然间短缺。骨髓功能抑制是化疗常见的副作用，会使人头痛、晕眩和疲倦。AZT 成了 HIV 的一种化疗方式。虽然如此，在 AZT 进入量产阶段时，药物毒性的忧虑大多被视而不见。研究的结果于 1987 年发表在《新英格兰医学期刊》上，此时已经是美国食品药品管理局核准 AZT 后 4 个月了。如布罗德尔所说："要在 AZT 的安全性和效用上达成共识，是不可能的事情。"毕竟，有人不断死去、需要治疗，在药物上市以前，实在没有时间进行扩大的安全性和剂量试验。

如果 AZT 的副作用还不够糟，还有比这更糟的事情：价格。这种药所费不赀，每年需要 1 万美元。如今看到这个价钱可能不会觉得多么贵，可 AZT 是史上最贵的处方药物。比起药物的副作用，这令 HIV 携带者族群更加愤怒。大家很难相信，一种在 20 世纪 60 年代由任职于大学里的科学家开发，又经由政府机构筛选过后的药物，竟然会这么昂贵。分析师会说，高昂的药价是必需的，由于开发药物是一件昂贵又危险的事业，这样才能让制药公司愿意承担风险，以及促进创新。总是会有些看似潜力无穷的药物需要投入大量资金，最后却以失败收场。有些药物甚至会杀人。不过，跟其他公司开发的药物比起来，宝来威康公司在这种药物的开发上却没有投入多少。

AZT 的价格撼动了同性恋和 HIV 携带者群体，而且震撼的幅度前所未有。AZT 引起的抗争背后，除了不公平的售价，以及迫切需要的人拿不到药物以外，还有别的因素——这些抗议也代表着一个被忽视的群体的愤慨。HIV 没什么报纸想报道，没什么政客想谈，更有许多医生拒绝治疗。数千人在纽约市、首都华盛顿，以及位于加州柏林格姆的宝来威康公司美国总部前游行示威。

到了 1989 年 9 月，抗议行动的势头更加强劲。7 位抗议人士偷偷溜进纽约证券交易所，将自己拴在贵宾室阳台上，展开了一面旗帜，上面写着"卖掉宝来威康"。抗议人士的行动无止无息。

即使发动抗议的是一些仅凭热血但却没经验的人，但这些抗争还是非常成功。就在证券交易所抗议的几天之后，宝来威康将 AZT 的售价降了数千美元。虽然药物的价格还是高得可笑，但这些艾滋社运的初生之犊证明了他们的力量。改变的感觉让人痴迷。AZT 引发的抗议，促成了今日许多 HIV 权益团体的形成。1987 年时，ACT UP 组织成立，致力于抗议 AZT 纠缠不清的历史情结，以及政府在其中所扮演的角色。如今 ACT UP 依然是 HIV 感染者的重要权益团体。

抗议行动不只让 HIV 药物更容易取得，还让各地的患者权益团体看到了抗议的力量。这些抗议让患者的期待改变了。患者不再只愿意空等药物核准使用；如今，他们会要求参与药物的临床试验。患者现在知道，只要有组织、有热血，就能让政府投入资金来研究被忽视的疾病。

现在在晚期临床试验中，常见扩大和人道使用的机制。有些像重症联合免疫缺陷（SCID）等极少数人罹患的疾病，会有大量研究资金挹注其上。这种程度的支持是通过基层患者权益团体得到的，这些团体跟更早的 AIDS 权益团体一样，能运用成员的热情和组织能力，让新疗法上市。

AZT 的专利在 1995 年失效，现在任何人都可以制造或贩卖这种药物。这种能瞒过 DNA 的聪明药物带来了巨大的收益，但原本的发明者霍维茨却从来没分得一毛钱。1992 年时，宝来威康（现今的葛兰素史克）的报告指出，这种药物的销售额达到4 亿美元。现在依然有人使用 AZT，通常是用来保护婴儿的第一线药物，让他们不会从母亲那里感染 HIV。当 AZT 与其他抗病毒药物并用、使用的剂量又比 20 世纪 80 年代晚期小许多时，这种药物能有效抵抗 HIV。

对研究人员来说，AZT 代表治疗 HIV 战役的第一场胜仗，打败了布罗德尔所称的"治疗虚无主义"。这表示，这种药物做到了许多科学家认为不可能的事情：我们可以治疗逆转录病毒。在那个年代，任何能成功治疗病毒感染的方法都是创新之举。AZT 的开创性研究，正是今日所有 HIV 药物的基础。共同发现 HIV 会造成 AIDS 的美国科学家加洛，认为 AZT 为我们治疗 AIDS 的方式打开了一道新的"机会之窗"。他说，这种药物使得他在寻找新的药物目标时，会把焦点放在人类细胞及其运作机制上。同理，布罗德尔认为 AZT 的到来改变了当时盛行的"除了完全治愈，一切免谈"心态。大家都想要完整的果实，但

AZT 的到来是整颗果实的第一瓣。许多科学家会引述伏尔泰的名言："完美是优秀的敌人。"我们今天所拥有的针对病毒酶和细胞之间相互作用的药物就是这种新思维的产物。开始这一切的药物，就是 AZT。

7

辨识出全球大流行的疫病

　　何大一出生于中国台湾中部的大城市台中。他的父母辛苦地撑起这个年轻的家庭，父亲每几个月就换一次工作。何大一5岁的时候，父亲决定为了他的妻子和儿女改变一下处境，离开台湾前往洛杉矶，深信只需要一年就能存够钱，让家庭再次团聚。一直到7年以后，何大一才与母亲和妹妹搬到洛杉矶，与父亲团聚。何大一习惯都市生活，住在美国让他相当兴奋。他的课业表现出众，对科学特别有兴趣。

　　何大一先在加州理工学院主修物理，再转往美国东岸就读医学院。他的父母骄傲地帮他收拾行囊，横跨美洲大陆。26岁，他从哈佛大学医学院毕业，便立刻搬回洛杉矶。那时是1981年，何大一是西达赛奈医疗中心的总住院医师。当时，有一批奇特的新患者开始出现；这些患者身上出现不寻常的机会性感染，表明他们的免疫系统功能出了问题。日后回来看，这些人是美国最早出现的 AIDS 案例。巧合的是，最早被描述的 5 个 AIDS 案例中，何大一亲眼见过 4 个。美国疾控中心（CDC）于 1981 年 6 月 5 日发表的报告中，记录了这 5 位奇特的男同性恋者，他们全都染上了一种罕见的肺炎，但不知是什么东西让他们生病的。当何大一忆起这段时间时，他还记得自己的观点有多偏。他说："我完全聚焦在事情发生的科学层面，我那时根本想不到，这会是全球大流行的开端。"

这些在何大一医学生涯初期发生的案例，影响了他一生的职业生涯。他在完成住院医师的任期后，搬回了美国东岸，到了波士顿的麻省总医院工作。HIV 似乎跟随着何大一的脚步。他本来想要进行疱疹病毒相关的研究，可是当医院病房里出现一个又一个的神秘新感染案例时，又被 HIV 吸引了过去。根据何大一自己的说法，他成为"唯一一位研究 HIV 阳性患者样本的人"。他不怕这种新疾病的风险，只是想要了解背后的科学。

他在波士顿的第一个研究任务，是一个关于卡波西肉瘤（KS）的项目。卡波西肉瘤是一种肿瘤，会在患者的皮肤和嘴巴上留下紫色斑点状的伤口，也是第一种与 AIDS 连接在一起的机会性疾病。这种疾病之所以被称为"机会性"，是因为它会趁我们免疫系统故障时行动。卡波西肉瘤相当罕见，但常常发生在罹患 AIDS 的人身上，因为他们的免疫系统无法抵抗造成卡波西肉瘤的疱疹病毒。何大一在研究 AIDS 患者脸上明显的肿瘤时，不禁想起另一种会在脸上留下斑点的大规模传染病："麻脸怪兽"，亦即天花。这两种疾病的病原完全不同：造成 AIDS 的是一种通过体液传染的逆转录病毒，而造成天花的是一种大型的痘病毒，可以在空气中传染给他人。天花是史上造成死亡人数数一数二的病毒；有些估算甚至认为，死于天花的人比死于所有其他传染病的人加起来还要多。

虽然大规模流行的传染病都会有不同的细节、症状、死亡率和目标人群，但史上所有疫病大流行都有一个共通之处：耻辱的偏见。染病的耻辱可以在各种极为不同的疫病流行里看到：14 世纪的黑死病、19 世纪的霍乱，乃至当今的艾滋病。作家苏珊·桑塔格完美地描述了这种耻辱感："在疾病审判下，群体被玷污的陈旧观念。"

天花本身就会造成他人的异样眼光。虽然这种疾病不是由性交传染，但疾病会让患者恶心不堪，全身都是流脓的肿胀处。这些肿胀会层层相叠，直到覆满皮肤为止，里面会装满浓稠的白色液体。就算没有因为天花丧命，病毒依然会让患者满身创伤和残缺。

1796 年 5 月 14 日，英国医生爱德华·詹纳接种了第一支天花疫苗。这位 47 岁的家庭医生从一种类似病毒中提取样本，并给一位 8 岁的男童（詹纳下属之子）接种了疫苗。虽然这在今天让人难以相信，而两个月（以及第二剂疫苗）之后，詹纳竟然试图让男童感染天花。这是历史上第一种疫苗。拜这次违反道德的试验所赐，世界卫生组织才能在 1980 年正式宣布天花从地球上绝迹。就在第二年，即 1981 年，一种叫 AIDS 的新疾病就会被发现。何大一希望詹纳和第一种疫苗所带来的经验能应用在 HIV 上面。可惜的是，同一套模式无法运用在两种疾病上。天花可以用类似的病毒当成疫苗，但这个方法在 HIV 上不可行，因为它是一种快速突变的逆转录病毒。这两种疾病的交集之处，只在于它们对相关群体造成的影响。何大一说："如果你走进医院时确诊出罹患 AIDS，过没几周你就会死。而且这会造成异样眼光。工作人员、朋友、家人都不想跟患者接触……是异样眼光让我有工作的动力。"

到了 1995 年，何大一迅速蹿升的职业生涯把他带到纽约，成为刚成立的艾伦·戴蒙德艾滋病研究中心（ADARC）的主任。那一年，他替《新英格兰医学期刊》撰写了一篇文章，标题是《打艾滋要早而狠》。这篇文章已成为 HIV 研究人员间的名文，文章里提出假设，认为如果及早并用多种 HIV 药物（包括美国食品药品管理局尚未核准的一些药物）治疗 HIV，可能可以达成"摘除般的治疗"。他将这种策略与对抗肺结核和儿童白血病的战役相比："疾病初期施加积极的复合式化疗，让这两种疾病出现能治愈的疗法。乐观地说，我们希望这种模式对于受到 HIV-1 感染的患者中也成为可能。"那时的希望是，在急性感染阶段能消灭患者体内的病毒，进而得到众人迫切希望的治愈方式。就算没办法治愈，至少也能在病毒占据身体前阻止病毒侵袭。

虽然 HIV 要到感染较后期的阶段才会大量杀死 T 细胞，但病毒依然会在急性感染阶段杀掉一部分的细胞，特别是组织里的细胞。组织里的 T 细胞一旦消失，就不会再回来。这一点促使一些研究人员（如何大一）提倡及早治疗。何大一认为，及早治疗的道理是"无懈可击的"。他说道："就算一个人看似好得很，病毒也会在背后大肆运行，杀掉 CD4 T 细胞。何必让这种事情发生呢？"虽然及早治疗背后有这样的道理，但当时不是所有人都认同何大一的理论。即使到了今日，他也希望当时的医学领域能采纳他及早治疗 HIV 的准则。他说："让我不安的是，科学层面的考虑仍然不够。大家一直在说'给我看数据'，但偏偏不会对其他疾病这样说。"

何大一在这里指的是乳腺癌等疾病。虽然没什么证据指出及早筛检和治疗有什么好处，但没什么人会认为不该让乳房造影中发现肿瘤的人接受及早、积极的治疗。何大一希望，医生可以尊重科学上已知 HIV 此时在做的事情（亦即自我复制数十亿遍，并侵害组织内的免疫细胞），而不是坚持非要有大型临床试验的数据。他用一种巧妙的方式来模拟："一个从 100 层楼高的地方掉下来的人，经过第 50 层楼的时候仍然觉得好好的。"

所以，何大一认为一位急性感染阶段的 HIV 携带者也一样，但这并不代表这个人不需要一道安全网。虽然何大一的及早治疗理论并非所有人都接受，甚至至今也依然不是所有人都接受，但他开发的一种抑制蛋白酶的新型 HIV 药物，以及后来提出的消灭 HIV 感染的计划，让医学界和一般大众赞誉有加。他被选为《时代》杂志 1996 年的风云人物，《新闻周刊》也刊登了一篇文章报道他的成就，标题相当诱人：《艾滋病的终结？》。世界上到处有人庆祝，艾滋病快要变成非致命的疾病了。

布鲁斯·沃克踏上医学的道路，充满错误、阻碍和混乱。在他的回忆里，找不到他不爱科学的时候。他的父亲是一位地质学家，启发了他对自然界的好奇心。沃克说，他的父亲是一位"工作狂"。回忆起快乐、珍贵的星期六时，他跟着父亲一起去田野调查。沃克只有 11 岁时，有一次他们田野调查回家后，他的父亲把他们采集的池水样本放在显微镜底下。沃克笑着回忆道："那里面充满生物。"这就是一个转折点。这一滴滴的池水让他感兴趣的程度，远超出父亲研究过的所有石头。对他而言，他觉得生物学有一种地质学没有的吸引力。

沃克的家庭跟何大一一样，在他成长期间搬到了另一个大洲。他就读高中二年级时，他的父亲获得一笔研究基金，要去北非研究红土。他们举家搬到瑞士，一个让父亲能够来回进行田野调查的地点。沃克当时就读于一所异国的公立学校，不仅学业上遇到挫折，还突然得学德语。不过，虽然这一切很艰难，却让这家人更团结，沃克也爱上了这个阿尔卑斯山中的国家。

在大多数朋友开始念大学的年纪，沃克却花了许多时间粉刷房子，以及开着果菜车在瑞士到处跑。不过，当他20多岁从科罗拉多州学校毕业时，他心里所想的已经非常确定。他急着想要去医学院。他通往医学院的道路相当长，这也让他被录取的消息更加甜美。一天下午，他打开了父母家中的一个信封，由于信封不大，沃克原本以为他被拒了。但是，当他看到第一行开头写着"恭喜"，他高兴地倒在沙发上，脸上全是泪水。他回忆道："这种情况下，你会发觉不同的情绪有多么相似。"这一切真的要发生了，他真的要去念医学院了。他在大学生涯经历那么多崎岖难行的道路之后，总算得到了一个他真正想要的大奖。

沃克从凯斯西储大学医学院毕业后，转往麻省总医院继续医学训练。正如以往一般，他不太清楚自己在医学领域的方向，以及他该专精在哪一科。第二年春天，他开始注意到一群不寻常的病人；他们都罹患非常罕见的疾病，像是肺囊虫肺炎（一种真菌感染肺部造成的疾病）。整间医院的专家都汇聚起来，想办法厘清这些年轻男子到底发生了什么事，但是似乎没有人知道答案。这让沃克十足震撼：至今仍有医学上的谜题。即使是全国精英医生汇集的麻省总医院，仍有疾病能考倒最出众的医学人士。

那时是 1981 年，这个谜样的疾病还被称为"同性恋相关免疫缺陷"，有些人说这是同性恋瘟疫，或是同性恋癌症。没有人知道致病的原因以及传播的方式。沃克原本不确定他未来的医学之路要怎么走，但现在在危机日益扩大之际，他发觉大家需要他。

20 世纪 80 年代初期，沃克与何大一都在麻省总医院接受传染病的训练。何大一比沃克早了一年，而且已经是超级明星。1984 年时，沃克与何大一参加圆桌座谈；世界各地的医院都会举办这样的座谈仪式，讨论医学方面的问题。这一年的圆桌座谈很特别，因为主角是共同发现 HIV 的加洛。加洛才刚刚在《科学》上发表他的论文，指出 HIV 是造成 AIDS 的元凶。沃克回忆道："这一切都让人莫名亢奋。这个不断杀人的东西，总算被辨认出来是病毒。"

沃克决定申请研究奖学金，不过这代表他与患者之间的互动（他极为珍惜的事）必须被放弃一大部分。他担任住院医师的经验，改变了他对医学的观感。他眼见一位又一位患者死在拥挤的传染病病房里，便发觉这时需要的是研究。他身为医生，觉得相当无助，只能给患者提供支持治疗。沃克在念大学时曾经做过一些研究，但那时他并不喜欢。现在看来是再试一次的好时机。

沃克进入麻省总医院的罗伯特·斯库利实验室，他在这里的研究生涯将会相当漫长。此时的沃克还只是个菜鸟。他的导师告诉他，他应该研究细胞对 HIV 的免疫反应。沃克说："那时我还不太清楚那是什么。"他还没有多少免疫学的相关经验。斯库利建议他测量 T 细胞对 HIV 的反应，特别是杀手 T 细胞的反应，这些细胞是免疫系统的突击兵。这样做是希望借由理解免疫系统如何抵抗病毒，来了解为何免疫系统会战败。

沃克来到实验室时，被告知不要跟其中两位研究人员说话：约瑟夫·索德罗斯基和克雷格·罗森。这两人"在做非常重要的事情"，所以不能分心。实验室人员被告知不要互相说话：如果这种命令让你觉得很幼稚，不妨想象一下，一位想要开始在这个领域里立足的新研究员会做何感想。虽然这听起来很奇怪，但至今都还有像这样的实验室。更糟的是，许多高度竞争的实验室还会更上一层楼，让实验室的成员相互竞争，每位资历浅的研究员都争着最先取得资料，只为了让自己的名字成为论文的第一作者。对沃克来说，这非常困难。虽然很感激导师的协助，但他仍觉得迷失在汪洋之中。相关的指导少之又少，没有人可以帮助他，实验室的气氛非常紧张，而沃克的实验没有一个成功。当一年的研究过去，却没有任何能被认可的成果时，沃克心情郁闷，觉得自己很失败。

某个星期六早晨，沃克在实验室里，又一个实验失败了。这本身并不稀奇：所有科学家都经历过许多失败的实验。一个事先计划完美的实验，当面对现实的混沌，也常常会失败。不过，只要有耐心、有经验，有一些还是会成功的。若要成为一个成功的科学家，其中一项就是要学会辨识这些契机，了解何时该放下、何时该放手一搏。沃克此时正在职业生涯的开端，不知道该放下还是放手一搏。他的脸色暗沉不悦，看着那份失败的数据。他不该打扰的研究员索德罗斯基此时走了过来，问了沃克："你现在在做什么？"关心着沃克为何会垂头丧气。沃克告诉索德罗斯基他试着想做、却完全没办法成功的事。让他颇感意外的是，索德罗斯基有解法。

利用索德罗斯基的建议，沃克成功地完成了一个独特的HIV模型并使其运行。根据他们的对话，他设计了一个人工系统。在这个系统中，使用从患者体内提取的B细胞来表示HIV的各个部分。他再测量杀手T细胞（即免疫系统的突击兵）针对每个碎片做出特异反应的能力。通过这个模型，他能够分辨出T细胞对HIV发生反应的要素，诱导出HIV会启动反应的是哪些部分。沃克的团队从他们的第一位HIV患者那里提取出这些突击兵细胞，总算有办法测量出身体如何对HIV反应，为此感到非常欣喜。他们完成了一个戏剧性的发现。在感染HIV的患者体内，突击T细胞会特别针对并杀死受到HIV感染的细胞。这些杀手细胞知道他们找的是什么。但若是从没有感染HIV的人身上提取的突击T细胞，就不知道该找什么东西。这一数据首次表明人体能够对HIV产生特异性反应。

沃克的导师知道这会是一篇重要的论文。他建议将这篇论文投到《自然》杂志，也就是这个领域里最重要的学术期刊。沃克从来没写过学术论文，觉得写作的过程很烦琐、沉闷。事实上，这篇论文的回复是一封模棱两可的信，看不出期刊到底想不想要刊登。审查人员想要再进行一项实验。更精确地说，他们想要对接受试验的患者进行人类白细胞抗原（HLA）分型。人类白细胞抗原是一个基因簇，掌管着我们的免疫系统功能。这一基因簇位于我们DNA中的第6染色体短臂上，在每个人的身上有相当大的变异，从整个物种的观点来看，这样的变异让我们在演化上占有优势。由于我们体内的基因有各种不同的变化，我们就有许多种防卫方式来对抗疾病。这表示，如果发生了传染病大流行，许多人都死于可怕的疾病，整个物种仍有可能会有一些人存活下来。

期刊要求沃克对患者样本进行HLA分型，来确认杀手T细胞对HIV的强烈反应背后，没有遗传上的先天优势。问题就是，能做HLA分型的人，没有人愿意碰HIV携带者的样本。这些技术人员跟20世纪80年代末期的许多人一样：在那个还不清楚病毒怎么传播的年代，他们不敢触碰 HIV 携带者的样本。因此，沃克决定自己做 HLA 分型。他学会了操作程序，然后检测了 HIV 携带者的样本。据沃克所说，得到的数据"模棱两可"，似乎有某种固定模式，但并不能知道这些基因是否产生了影响。沃克把这些数据附上，将论文寄回给《自然》。

论文由这份著名期刊评审的同时，沃克前往美国首都华盛顿，参加 1987 年的第三届国际艾滋病大会。

沃克和他的太太才刚刚迎来了他们的第一个孩子，是个小男孩，现在，他正兴奋地等着分享他的 HIV 数据。不过，他的兴奋之情没持续多久。他坐着聆听开幕演讲，却十足震惊地看到他自己的数据就在台上，而演讲者正是重要的艾滋病研究人员和国家过敏与感染疾病研究所所长福奇。沃克自称他是"卑微的博士后研究员"，此时心情跌到谷底。他想，应该是一位希望得到建议的同事把数据拿给福奇看，而福奇复制了他们的实验。

沃克失落地打电话给他的导师，告诉他这个坏消息。他告诉斯库利，有人发表了跟他们很相似的 T 细胞实验，但没有指出他们的功劳。斯库利说："别担心。《自然》刚刚接受了你的论文。"沃克的心情马上从谷底恢复过来，他的劳动有了结果。

沃克在斯库利实验室的工作即将告一段落时，他的导师找他来谈论他的未来。沃克大笑着回忆道："斯库利说，有一天我会成为著名的免疫学家，我笑了出来。我当时相当肯定他一定弄错了。"到了 20 世纪 90 年代，斯库利的看法便得到了印证。沃克成为波士顿麻省总医院和哈佛大学医学院的艾滋病研究中心主任。

现在，沃克有办法比较大量的 HIV 感染者，于是他想看看每个人的 HLA 特征是否会影响杀手 T 细胞针对 HIV 的能力。正好就在沃克研究这些杀手 T 细胞所扮演的角色时，他碰巧遇到了几个罕见案例。这些人不服用任何药物就能控制 HIV，没有人知道为什么。由于这样的人十分罕见，所以这一群体被称为"非凡控制者"。沃克发现，这一群体之所以特别，是因为他们 T 细胞的能耐。绝大多数染上 HIV 的人，T 细胞会被大量杀死，但非凡控制者的 T 细胞却能活下来，因此有办法整理出一套有效的策略，来盯紧和杀死病毒。但这些人的 T 细胞大军又怎么有办法盯紧和杀死病毒呢？答案似乎在这些人的基因里。

沃克发现一个根本原理，解释了免疫系统如何应对 HIV，以及要如何才能战胜病毒。他和他的同事必须找出一种办法，复制 HIV 感染者体内保护免疫系统指挥和突击兵细胞的方式。可是，科学家怎样才能在没有基因优势的情形下，再造一个这样复杂的免疫控制系统呢？

沃克有个理论，跟何大一所做的事情密切相关。他相信，及早治疗有可能启动在非凡控制者体内所见到的免疫反应。他假设，如果在 HIV 感染够早期的阶段时使用抗病毒药物，就会将一般人的突击兵 T 细胞，转变成那些能够控制 HIV 的人身体里的精英部队。可是，他又要怎么找到一个愿意接受及早治疗，而后治疗又中断的病人呢？没有一个医生可以在道德良知之下，中止一个 HIV 感染者的治疗。在机缘巧合之下，沃克即将认识一位符合这些条件的患者。这是一位在感染非常初期阶段，就接受了一套奇特的抗病毒药物组合的患者：他就是哈恩，第一位柏林病人。

8

来自百分之一

在 1993 年于柏林举行的国际艾滋病大会上（这是史上最令人沮丧的艾滋病会议），耶森正等着听沃克发表演讲。在那前一年，即 1992 年，沃克发现了一位奇特的患者；这位患者于 1978 年在旧金山感染了 HIV，但是当时他并不知情，而是后来在 B 型肝炎疫苗试验时，从当时采集的血液样本中检测出来的。奇怪的是，这位男性患者虽然从来没有服用过抗病毒药物，但体内却维持着健康的 T 细胞水平，而且没有进展成为 AIDS。沃克对一种免疫细胞特别感兴趣，这种细胞叫杀手 T 细胞，是免疫系统的突击兵。这些细胞就像是训练有素的杀手一样：它们有一套精心调校过的机制，能侦测出有癌症、受到感染，或是因种种因素受到破坏的细胞。一旦它们辨识出哪个细胞必须杀掉，它们就会释放出细胞毒物：这是能够让细胞膜破裂的酶，最后会将细胞杀死。

这些杀手细胞辨认癌症细胞或受 HIV 感染的细胞的方式在很大程度跟个人的遗传有关。免疫系统的指挥官，亦即辅助性 T 细胞，在其表面有能够辨认入侵者特定部分的受体。但是，这些受体光靠自己无法辨认出病毒或入侵者的片段，它们必须先认识病毒。因此，入侵病毒的蛋白质（即第 3 章提到的抗原）会由另一种细胞转介给 T 细胞上的受体，顾名思义，这些细胞就叫作抗原呈现细胞。抗原呈现细胞遇到病毒时，会把病毒吃掉，再将病毒的抗原，放在自己的细胞表面上，就像是征服者会高傲地把敌军手下败将的首级放在棍子上展示一样。

任何人看到木棍上绑着一颗人头，都会被吓到采取行动，一个被训练成要杀死免疫系统敌人的指挥官更是如此。可是，如果指挥官看到的，只是绑在木棍上的一根手指呢？这就没那么可怕了。每个人的遗传物质，会决定自己的细胞表面要展示病毒的哪个部位。有些人的细胞表面可能会展示一颗头颅（这样子就清楚地表示一定要采取行动），但有些人遇上同样的入侵者，展示出来的却可能只是一根手指。指挥官依然会动员，对入侵者发动攻势，但是不会像看到敌人首级那样，动员出全部的突击兵（我们生物学者对人体部位的描述有时候有点毛骨悚然，敬请见谅）。

免疫系统的反应不只取决于一颗头颅或一根手指，木棍本身也一样重要（挂着敌人首级的东西叫 HLA，不过我们就姑且称它为木棍）。这根木棍不只挂着入侵者的首级，更会决定要展示入侵者的哪个部位。每个人木棍里的遗传物质，会决定要把敌人的哪个部位展示给免疫系统看。这一点很关键，因为展示的部位（是一颗头颅？还是一根手指？）会决定免疫系统的反应。

指挥 T 细胞上的受体（TCR）、入侵者碎片（抗原），与木棍（HLA）三个分子之间，会发生一项关键的交互作用，图 8.1 即为这项交互作用的图示。分子之间的结合，决定了免疫系统被动员的强弱。因此，如果我们有一套特别的基因，那么身体将病毒展示给指挥 T 细胞的受体时，它看起来像是木棍上可怕的人头。我们的指挥 T 细胞会接收到警示，突击兵细胞就会进入严格戒备的状态。反之，我们的基因也有可能跟我们作对，让展示给受体的病毒碎片，看起来像是一根没有危害的手指。

沃克建立了我们关于杀手 T 细胞的见解，以及它们如何在基因动员之下对抗 HIV。可想而知，当他遇见一位没有进展成为 AIDS 的 HIV 携带者时，他马上就开始想，那个人的 T 细胞在做什么，以及 HIV 是怎么样被展示给指挥 T 细胞的。在当时，很可能没有任何其他的医生会做出这样的联想。虽然沃克并不太清楚这位患者体内发生了什么事，但他知道这件事非同小可。那年夏天，沃克前往柏林的时候，他兴奋地准备报告手上的结果，也更想知道其他医生是否看过类似的病例。

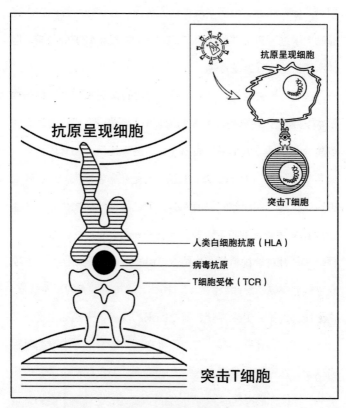

图 8.1　免疫系统怎么在木棍上展示敌人首级

对付入侵者的反应为何，取决于三种分子之间的交互作用。首先是抗原呈现细胞上的人类白细胞抗原（HLA），其次是抗原（即病毒的一个小碎片），最后是 T 细胞上面的 T 细胞受体（TCR）。这三个分子结合在一起的方式，会决定免疫系统反应的强弱。

参加同一场会议的还有何大一，他在 1990 年的时候搬到了纽约。他在纽约大学医学院担任研究员，急切地想开始在洛克菲勒大学进行新艾滋药物的临床试验。他知道 AZT 的限制，但他希望在柏林听到好消息。

这是一场失败的研讨会。列在首位的就是 AZT。这种药物根本没办法控制病毒；AIDS 的死亡率不断攀升。会议上也有许多其他药物试验的结果发表出来，但没有任何一项有用。有一项名为"协和"（Concorde）的试验，是在患者感染初期、尚未出现症状的时候让他们服用 AZT，但这项试验毫无用处。其他针对 HIV 生命周期特定阶段而开发的新药，也纷纷惨败。有一项研究是针对一种新的药物组合，但有些研究人员认为，这项研究刻意操纵了统计数据和研究团体，来得到误人的正面结果。这个掩饰的把戏并未得逞，随之而来的反应，火药味十足，与会人士指控该团队作弊。有一位研究人员看到误导的数据时相当恼火，在讨论的时候，她气愤地问道："罗氏制药付给你们多少钱，才让你们说这些话？"与会的人都说，这场研讨会的气氛让人非常难堪。总计有 8 个临床试验，在热切的期盼下开始进行，却都只得到负面的结果。仿佛这一切都还不够，更糟的是，死亡率是有史以来最高的一次。

耶森跟他的弟弟、妹妹和安德鲁坐在研讨会台下。虽然此时他的弟弟和妹妹在工作上还没有接触到 AIDS 患者，但接下来数年间，他们的医学生涯都将是由这个病毒塑造出来的，弟弟阿尔内甚至会跟耶森一起在同一间诊所工作。耶森听到德国总统首度提及 AIDS，这历史性的一刻让他相当难忘，但接下来的事情让他更震惊。根本没有什么新的想法，也完全没有希望。安德鲁在两个月前才刚刚确诊感染病毒，耶森本来期望在会议上找到一些有希望的新药。他本来确信，一定会在某个新开始的临床试验里听到一些好消息，最后却是什么都没得到。即使是 HIV 领域的超级明星何大一都没能提出什么，这让他无法相信。他坐在研讨会台下，开始哭了起来。没希望了，安德鲁会死。

1993 年的柏林艾滋病大会，让那些迫切需要新药来治疗 HIV 的人彻底梦碎。他们等着使用的新药，距离美国食品药品管理局核准使用还有两年的时间。这种药就是沙奎那韦，是根据 HIV 蛋白酶的晶体结构设计的。1989 年时，大家都以为默克集团是第一个解读出病毒蛋白酶晶体结构的团队，但是罗氏制药的分子病毒学家却知道，真正的结构其实有相当大的差别。根据目标物的模型，他们开发出了药物 R03I-8959，也就是沙奎那韦。没有人会想到，AZT（针对逆转录酶的药）加上沙奎那韦（针对蛋白酶的药）会形成强劲的加成药效。将 AZT 与沙奎那韦结合起来后，两种药物在细胞里的浓度分别会大幅提高，让这两种药更能攻击病毒的复制机制。接下来的几年内，这种被称为"高效抗逆转录病毒治疗"或"鸡尾酒疗法"（HAART）

的复合疗法会经过证实，可以击倒病毒，让血液（但不含病毒窝）里检测不到病毒。

此时，我们可以快转3年，到1996年7月的艾滋病大会，何大一向台下展示了一张扭转一切的幻灯片。这张幻灯片证实了现今看起来再明显不过的事情：一般的HIV感染者每天会复制出数十亿个病毒。这项数据是一个转折点。我们现在很难相信，但在这场会议之前，医学界甚至对于感染是否需要治疗都意见不一。在这场会议之后，一切都明朗了：患者必须接受抗病毒药物治疗。更好的消息是，此时有新的药物可以用了。1997年，《新英格兰医学期刊》里的两篇论文证实了1996年会议上报告的事情：鸡尾酒疗法能将死亡率降低60%到80%。1996年的艾滋病大会与1993年的柏林会议正相反，这场会议充满乐观的气氛，"治愈"二字也盘旋在1996年的会议上，虽然与会人士没有明讲，但大家脑子里都这么想。改变局面的，是一票新的蛋白酶抑制剂。1996年会议里乐观之情所潜藏的，是希望这种鸡尾酒疗法的药效会够强，强到足以遏止这种传染病大流行。研究人员希望，这些药物能将体内的病毒清光。引领这些盼望的，就是何大一；这位研究人员是蛋白酶抑制剂的先驱人物，让各地的新闻宣告艾滋病时代的终结。不过，虽然这项新的鸡尾酒疗法向前迈进了一大步，但它不是治愈的疗法；至少此时还不是。

9

但是，医生，
我不觉得自己生病了

　　1996 年时（一如现在），专家对于应该何时开始服用抗病毒药物治疗最好，仍然没有取得共识。虽然有些科学家提出假设，认为及早治疗有可能带来好处，但没有具体证据支持这一点。许多患者难以忍受这些药物，药物的副作用千奇百怪，从精神方面受到干扰，到肠胃不适、脂肪分布改变。在纽约地狱厨房区的圣克莱医院里，AIDS 病房挤满了饱受这些副作用之扰的男男女女。有一位男性患者只想要吃冰块，没办法吃固体食物。另一位则处于失智状态，不仅感到混乱，还有幻觉。几乎每个人都有凹陷的双颊，这个特征有如小说中文在身上的血红赤字般，标记着这个人就是 HIV 携带者。由于副作用的种类太多，医生没办法依循一般的通则，而必须自行判断是否该立即开始治疗，或是等到病毒的影响在患者身上出现后再开始。

大多数人感染 HIV 时，都只有一个病毒。它会进入一个细胞，接着开始进攻。它的受害者是 T 细胞，一种白细胞。无论感染途径为何，病毒的攻势都主要会从肠道和直肠开始。我们通常会认 HIV 是血液疾病，因为绝大多数的研究和实验都集中在身体的这个部分，但事实上，病毒大多在肠道和直肠里进行复制；那里有一个非常密集的白细胞网络，当中包括 T 细胞。肠道内含有绝大部分的身体免疫系统：超过 70% 的 T 细胞都位于肠道内，而非血液里。肠道是 HIV 与许多其他感染的战场。HIV 在通过消化、性交传染，甚至是静脉血液传染后，首先与免疫系统交战的地方就在肠道里。非经由肛门的性行为，以及静脉血液传染，为何会让 HIV 在肠道里进攻？我们并不清楚其原因为何，但有可能跟我们过往的免疫系统有关。

HIV 之所以能攻破进入 T 细胞，是因为细胞表面的蛋白质所致。HIV 需要两种蛋白质，才能溜进细胞里。第一种是 CD4，具有 CD4 蛋白质的 T 细胞是免疫系统的指挥官，会整合攻势，命令作为突击兵的杀手 T 细胞杀进战场，清除病毒。HIV 会先辨认出指挥官，并先行将它们击倒；这是一个聪明的策略，因为少了指挥官，免疫系统就无法整合对抗 HIV 的攻势。

不过，HIV 若要进入 T 细胞，不仅需要 CD4，第二种称为 CCR5 的蛋白质也必须存在才行。绝大多数的病毒都需要 CCR5 才能进入我们的细胞。这种人类蛋白质在我们体内没有具体作用，它跟阑尾一样，有没有它似乎都不会影响我们的健康。在细胞表面，CCR5 蛋白质位于 CD4 的旁边。宛如打开一道上了锁的门一般，HIV 与 CD4 和 CCR5 的接触就像是钥匙插进锁孔。如图 9.1 所示，病毒会先在细胞表面与 CD4 蛋白质形成紧密连接，之后再抓住 CCR5。

HIV 里有一个部分，犹如打开这道奇特的锁所需的钥匙，这是一种绝妙的工具。每个 HIV 的表面都布满小刺突，这些刺突是病毒的包膜蛋白，进入 T 细胞需要依靠它们。这些刺突

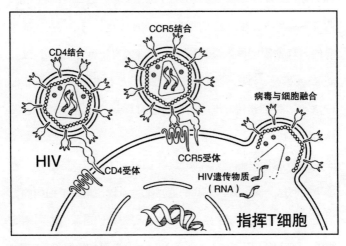

图 9.1 打开 T 细胞的钥匙

HIV 的包膜蛋白会先与 T 细胞表面的受体 CD4 接触。跟该受体结合之后，它会再与另一个并存的受体 CCR5 结合。这个交互作用会让包膜蛋白向内折起来，将病毒拉近细胞。一旦病毒与人类细胞接触，两者的膜就会融合，让病毒得以进入细胞。

本身又分为两个不同的单元：gp120 和 gp41。gp120 单元位于刺突的尖端，gp41 则在底部。病毒靠近细胞时（不论是在血液中自由流动，还是卡在肠道组织里面），刺突尖端的 gp120 会与 CD4 结合。在初步接触之后，病毒就会靠近被害的细胞。刺突底部的位置，让它正好与 CCR5（即与 CD4 紧密并存的蛋白质）接触。

一旦 HIV 抓住 CD4 与 CCR5 两种蛋白质后，膜上的刺突底部就会向内折起来。这个举动会将病毒拉近细胞，让两者的膜彼此黏附。宛如两滴从窗户上流下的水一般，病毒与细胞接触，两者的膜会结合在一起，两滴于是变成一滴。病毒现在就能将它的内容物倾倒进人类细胞里，这些内容物就是 RNA，以及将 RNA 解开、移进细胞所需的所有酶。一旦进入细胞，病毒的 RNA 会直捣细胞核，准备占据我们的 DNA 与细胞的机制，开始自我复制。

只有少数几种细胞会同时具有 CD4 和 CCR5。虽然 HIV 能感染任何这类的细胞，但我们通常把焦点放在指挥 T 细胞的折损上，因为它们大量存在于血液中，更与我们自保的能力密切相关。回顾历史来看，虽然这种病毒也会在我们的组织里存活，但我们通常还是会把这种疾病视为血液疾病。这是有原因的：比起提取组织样本来测量具有 CD4 和 CCR5 的细胞群体，抽血来检测指挥 T 细胞则简单多了。

病毒包膜会扫描周围的细胞，侦测那些从细胞中探头出来的 CD4 和 CCR5 蛋白质。一旦它侦测到这些蛋白质，就会跟它们结合，有如磁铁一般，并进入细胞中。HIV 除了攻击指挥 T 细胞外，也会攻击巨噬细胞，这是一种会吃掉入侵病原体的白细胞。巨噬细胞有时被人称作人体的垃圾处理机。HIV 并不会直接杀掉巨噬细胞，而是让这些细胞存活下来，甚至还会改变我们身体与这些小型垃圾处理机的沟通方法。这样的策略非常聪明，因为巨噬细胞能够到达身体的任何部位，同时载着病毒到处跑。不过，HIV 最为人所知的一点，就是它会摧毁控制免疫系统的 T 细胞。

指挥 T 细胞是完全圆形的，上头布满 CD4 蛋白质绒毛般的螺旋。再一次强调，这些免疫系统的指挥官并不会直接杀死被病毒或细菌感染的细胞，而是统合身体对感染的反应，启动突击兵，即杀手 T 细胞。杀手 T 细胞名副其实，会直接杀掉被病毒感染的细胞。指挥官还会启动 B 细胞，这些细胞像是轰炸机军团一样，在病毒上投掷抗体，将之扰乱，使它难以继续感染新的细胞。每微升的血液中（大约是一个雨滴的大小），一般健康的人有 500 个到 1500 个指挥 T 细胞，但在 HIV 大肆毁坏之时，这个数字可能会变成 0。在一路赶尽杀绝的过程中，HIV 会杀掉许多 T 细胞。HIV 的行为像是受过训练的杀手一样，专门挑出整个军队所依赖的指挥官。

但最大的问题是，在急性感染阶段，当刚刚开始入侵的HIV正召唤庞大的军团时，其实没有什么症状，而且就算有症状也相当轻微。患者会发生类似流感的症状，像是发烧、酸痛、疲倦等，这些与其他病毒感染时的症状一样。这个阶段的主要目的不是杀死T细胞，虽然说还是有不少T细胞会死，且大部分都在组织里面。不过，这些损失跟接下来几周的大屠杀比起来，不过是小事而已。指挥T细胞此时尚未发现有什么异状，但病毒正在这个时候大量增加，竭尽所能地自我复制，平均一天会复制出100亿个。两个关键事件是相连的，身体内的病毒量达到高峰时，正好就在指挥T细胞数量大幅跌落之前。从外表看来，患者看起来很健康，而且本人也很可能觉得很健康，但体内的免疫系统正在崩解。

在感染的最初几周，病毒会杀死深藏在组织里的细胞。这些细胞包括指挥T细胞和巨噬细胞，跟在血液里的细胞不一样，组织里的细胞是紧紧挤在一起的。这些细胞是病毒的最佳头菜。我们通常不会检测肠道内膜和阴部组织的细胞，从医学上来看，我们很难发现这些细胞已经不见了。病毒一旦杀掉这些细胞，它们就不会再回来；即使经过数十年的抗病毒治疗，我们也无法替补这些珍贵的指挥T细胞。随着病毒不断自我复制，它会开始渗入血液。据我们所知，没有一个神奇的开关，标记着急性感染结束、慢性感染开始（这有可能导致AIDS），似乎是当病毒数量达到一个临界点后，血液里就会充满数十亿个病毒。免疫系统会反应，但完全无法力挽狂澜，大规模的毁坏已经开始。指挥 T 细胞会最先遇害，不过要消灭它们得花上一些时间。随着细胞不断被杀害，免疫系统便失去防卫作用。患者就会这样从 HIV 感染进展成为 AIDS。

那么，医生到底该何时开始治疗？要及早开始，来防止病毒破坏免疫系统？还是要晚一点，等到血液中可以测出病毒的影响，势必需要服药的时候？无论治疗什么时候开始，医生开的药都是一样的。不过，在 1996 年前后，一般的想法是，一旦开始服用 HIV 药物，就不能停药。停止服药有可能会让病毒展开突变，而病毒只要开始突变，就有可能对抗病毒药物产生抗药性。

医生非常不喜欢在没有疾病的迹象时就开始让患者接受治疗。由于没有证据显示及早治疗有好处，因此没有理由在症状开始之前就先展开治疗。事实上，太早开始治疗也有风险，因为患者可能会忍不住停止服药，而产生抗药性。毕竟，要一个根本不觉得自己生病的人吃药，是一件相当困难的事，尤其当这些药物不容易服用，又会产生可怕的副作用时。因此，虽然 1996 年时，我们总算有了能有效对抗 HIV 的新药，但我们却没有这些药物的使用手册。我们即将认知到，迅速发展中的个体遗传学能在多大程度上帮助我们寻找治愈 HIV 的方法。

10
Delta32 突变

1996 年是柏林病人治愈疗法确切成形的一年。那年开始能获得的新药，代表 HIV 研究的转折点。不过，那一年还有一项新发现：一项关于个体遗传学影响 HIV 调控的奇特发现，到最后会变得跟这些新药一样重要，甚至可能更重要。这个发现与被称作 CCR5 的基因有关，更准确地说，是跟这个基因的某种特定突变有关：Delta32（德尔塔 32 突变基因，Δ 32）。

20 世纪 90 年代初期，纽约有一小群男同性恋者发现，他们虽然曾经多次与 HIV 携带者发生危险性行为，却没有感染 HIV。这些人当中，有些人开始想着自己为何没有染病，并且想要厘清为什么。最后，有 25 人到了纽约曼哈顿东区的艾伦·戴蒙德艾滋病研究中心，何大一在那里担任研究主任。这里是全世界致力于 HIV 研究中最大的私人研究机构。这一群男性后来被称为 EU，代表"暴露但未受感染"（exposed uninfected），成为该中心的患者群。

1996 年，这家纽约的研究中心的研究人员发表了一篇划时代的论文。他们发现了这些 EU 患者为何进行过危险性行为，却仍然未受感染的原因。这些男子在 CCR5 基因上有一个突变，导致基因的 32 个片段消失不见。这个突变后来被称为 Delta32 突变。

CCR5 基因编码的是 CCR5 蛋白质，科学家常常说这是个无所事事的基因，因为它在身体里没什么重要的作用。CCR5 是"趋化因子受体第五型"的缩写；趋化因子受体坐落在细胞表面，会与一小群统称为"趋化因子"的家族交互作用。趋化因子有如身体内的磁铁，指引蛋白质到正确的路上。科学家相信，CCR5 会对化学信号产生反应，指引蛋白质在身体内各处的去向。无论 CCR5 扮演着什么样的角色，这个角色看起来一点都不重要。具有 Delta32 突变的人不会在体内表现这个蛋白质，而且身体健康似乎不受影响。如果你体内有这个突变，你可能自己也不知道。

总之，虽然 CCR5 蛋白质对我们似乎没什么重要的影响，但拥有了它却会让我们受到 HIV 的威胁，因为 HIV 会利用这个蛋白质来入侵我们的细胞。另外，虽然 Delta32 突变似乎没什么作用，也没什么害处，但这个突变却能让人免于 HIV 的侵害。只要细胞表面没有能运作的 CCR5 蛋白质，HIV 就进入不了细胞，连半个细胞都感染不了，只要病毒没办法进入细胞，它就会慢慢被身体过滤出去，伤害不了任何人。病毒就像是一个硬闯派对又没什么运气的人，硬生生被挡在了门外。

好消息是，Delta32 突变出乎意料地常见，有 1% 的欧洲人体内可以找到这个突变。一个人若是在这个突变上是同型合子（亦即身体内的两个 CCR5 对偶基因有被删去的相同片段），一生当中便能永远对 HIV 免疫。另外，有些人在这个突变上是异型合子，表示他们的两个 CCR5 对偶基因中，一个有突变，另一个则是正常的。他们在细胞表面 CCR5 蛋白质上的表现就会比正常来得低；有些证据显示，即使是这样也会有些优势，发展成为 AIDS 的速度会比较慢。研究人员慢慢地将拼图一片片拼凑起来，了解 HIV 要怎样才能被控制。不过，问题依然存在，要怎么做才能把这些知识转变成为能救人的治疗方法？

格罗·许特尔兴致勃勃地读了 1996 年发表的这几篇 Delta32 突变与 HIV 的论文。他此时正在柏林洪堡大学就读医学院三年级，对感染性疾病和 HIV 不太感兴趣，而是专注于血液学和肿瘤学。他这时才 20 岁出头，几乎终日都在读书。他不喜欢当学生。早在德国医生短缺的状况促使他学医之前，他在学校的表现就不尽理想。他已经在梦想着医学院毕业、完成研究训练后，他会做什么。他知道，他想继续待在柏林，他爱这座城市，以及这座城市提供的研究机会。这里的学术竞争激烈，他没什么机会在柏林重要的医学院里找到教职。但是许特尔知道这是他想要的,而且他也愿意拼命追求这样的生活。他在白日梦中,幻想着在柏林夏里特医学院附属医院治疗癌症患者、进行精彩的研究,甚至还有可能治愈癌症。HIV 离他所想的还很远。虽然如此,当他读到这些论文、了解 Delta32 突变如何让人免于 HIV 感染时,就被这项发现所代表的巨变深深震撼。

许特尔坐在医学院图书馆,手里拿着这本期刊,看着窗外的冰雨打在玻璃上。他想着:"这太简单了。只要有一个突变,HIV 就能被控制。"他靠在椅背上。他相信,有了这么震撼的发现,以及何大一在纽约实验室所进行的研究,不用多久就能治愈 HIV 了。这一切很明显:这在 HIV 史上是非常特别的一刻。事实上,报纸杂志也在大肆宣传 AIDS 就要终结。许特尔手上拿着的研究成果,似乎很有可能就是终结这一切的一部分。他把这期《自然》放回架上时,根本没有想到这几篇论文对他的未来,以及他在不久的将来治疗布朗的方式,有多么重要。

与此同时,布朗和哈恩正与刚刚诊断出来的 HIV 搏斗着。布朗苦于 AZT 带来的副作用,而哈恩则是难以应付复杂的用药时程。两人都会有一个瞬间,觉得自己快要死去。最后的结果是,他们都错了。

11
呼叫所有非凡控制者

1995 年时，沃克在美国一家顶尖医院任职，他是位成功的医生和研究人员。那一年，他遇见一位叫鲍勃·马西的男子，这个人的基因日后会让沃克的实验室转向一个新的方向。在他令人伤感的回忆录《夜中之歌：坚忍的回忆录》中，马西回想起沃克刚开始的疑惑：他面前这位健康的男子，怎么会是 HIV携带者？马西在 22 岁时接受输血来治疗血友病，因而受到感染，但过去 17 年以来，即使没服用过任何抗病毒药物，不知怎么的，他身体依旧保持健康。马西此时已经订婚，想要给他的未婚妻一个答案，解开他身上的医学谜团，他希望沃克能够弄清楚他体内是怎么一回事。沃克对马西进行了抗体检测，确认了他的确是 HIV 携带者，但他是怎么控制病毒的，就不得而知了。

沃克还是很在意杀手 T 细胞（即免疫系统的突击兵）怎么抵抗 HIV 感染。对我们来说，不幸的是 HIV 首先会狙杀指挥 T

细胞，这表示，我们会先失去指挥免疫系统所需的细胞。当然，这对病毒而言也是不幸，因为病毒只想要不断自我复制，可是只要我们一死，它就没办法继续这样做了。这种病毒会杀死我们：这一件事情就足以显示，从演化的角度来看，我们与病毒共存的时间并不久。只要再有一些时间，我们应该会找到更好的共存之道。成功的病毒不会杀死它们的宿主，它们会找到与宿主共存的方法。

　　世界上到处都是有办法与更大的生物共生的小生物。我们的肠道里有 100 兆个微生物平静地活着。鲸鱼身上灰白的斑点其实是小型生物藤壶；它们与这些巨大的哺乳类快乐共存，一头大翅鲸上可能有多达半吨的藤壶。就某些方面来说，人类与 HIV 的共通点，比鲸鱼和藤壶的共通点还多。我们跟 HIV 一样，和我们生存所必需的事物有个残缺不全的关系。就像这种会把生存所需的细胞杀掉的病毒一般，我们常常通过滥伐和污染等行为，摧毁我们赖以生存的环境。HIV 会表现 CD4 蛋白质以进入我们的细胞，由此杀掉指挥 T 细胞。只要这些指挥官一死，免疫系统就无法进行有效的反击：突击细胞不知道它们该去哪里、该杀掉谁。少了指挥细胞，轰炸细胞就收不到所需的信号，无法投掷能够束缚住病毒的抗体。少了指挥细胞，身体会受到过大的震撼，记不起来自己之前是否见过这种病毒。更狡诈的是，HIV 会在没有症状的阶段杀死这些指挥细胞，此时患者甚至连自己受到感染都不知道，还觉得自己很健康。

沃克看到马西的血液，马上就惊讶地发现他还保有指挥 T 细胞。让人觉得奇怪的，不只是这些指挥细胞依然存在，而且这些细胞还是专门针对 HIV 的：指挥细胞可以特别辨识出细胞受到 HIV 感染，并大举动员响应。马西体内的 T 细胞大军，是沃克看过的所有 HIV 携带者当中，数量最庞大的一支。

在纯然巧合的情况下，沃克发现了一个能够控制 HIV 的患者，而且控制的机制正好就是他专长的领域。沃克很清楚，他必须厘清马西的指挥 T 细胞是怎么保存下来的。从他早期对 HIV 和免疫系统的研究，沃克已经找到蛛丝马迹。他怀疑，掌控我们免疫系统的 HLA 基因，是马西能以这样惊人的方法控制 HIV 的原因。确认这些基因是不是其背后原因的唯一方式，就是找到其他像马西一样，能以类似的方式控制 HIV 的人。

6 年后，沃克在纽约发表演讲时，形势已经改变了。这次的演讲内容是 HIV 和 AIDS 科学的最新消息，听众是 300 位见过大量 HIV 携带者的医生和护士。沃克不经意地提到马西，他经常想到这位患者。他问了在场的医学专业人士，看看他们有没有见过类似的案例。超过一半的人举了手。沃克回忆道："我那时一定大声地惊叹了一声。"这就是答案了。只要沃克有办法接触到够多家 HIV 诊所，他就能比较这些非凡控制者之间的 HLA 基因。如果他们都有某个共同的基因，那么也许就有办法把它弄进缺少这种基因的 HIV 感染者身体里。

这当中有个问题，即使是最初的实验，都难以募到足够的资金。沃克相信，非凡控制者之间有个遗传上的共同之处，而且这个共同之处就在 HLA 基因里，但他无法精确地说明这个共同之处是怎么运作的。这类的研究通常会寻求与政府机构合作，但是没有一家政府机构会资助一个连目标都不知道是什么的实验。在这段令人沮丧的时间里，沃克与马克和莉萨·舒瓦茨夫妇共进早餐。马克是高盛集团的投资银行家，莉萨则是一位有机农夫和奶酪生产者，两人正在资助哈佛大学的一项计划，训练非洲的科学家和医生来面对 HIV 危机。马克问沃克在进行怎样的工作。沃克把非凡控制者的计划告诉了他，也说明了寻找赞助者的困难。舒瓦茨夫妇马上就了解了这项计划背后的想法，当天就捐了 250 万美元，用来收集非凡控制者的样本。沃克紧接着就致电给全世界各地的合作对象。

这种治疗 HIV 的方法，亦即通过控制病毒感染者的个体遗传特征，属于一个正在发展的趋势。个体化医疗的前景，是一位患者的基因能增进我们对疾病的认知、指出适当的治疗方式，以及辨识出可能的副作用。随着患者基因测序所需的费用下降，我们对疾病与遗传特征的交集也有了更深的认知。目前，在临床试验上，我们有实验性的新药，有办法修补造成囊肿性纤维化的突变基因。我们有药物能特别针对癌细胞增生相关的蛋白质，也是由遗传学研究揭露出来的。基因治疗领域一度挣扎求存，因为曾经有看似无法突破的沉重安全性因素。1999 年，一位 18 岁的青少年在宾夕法尼亚大学死亡，重创了这个领域的研究，造成美国食品药品管理局下令中止了数项临床试验。不过，该领域今日正宛若新生，诸多领域都回报了正面数据，包括遗传性失明、帕金森病，以及遗传性血液异常。当今建基在遗传学上的医学所面临的挑战，是我们的数据实在太多了，很难厘清哪些举足轻重，哪些只是凑巧而已。以 HIV 而言，研究人员想找到一群有相同基因机制的人，有办法通过该基因机制来控制 HIV。研究人员已经知道 Delta32 突变与 HIV 抵抗能力之间的关联；不过，沃克对非凡控制者的遗传学研究，即将揭示一种控制 HIV 的新方法。

丹·弗里茨平躺在医院的担架上，身上只穿着薄薄的病号服，觉得又冷又紧张。他从旧金山飞到波士顿来接受这项检查：例行性的上下消化道内视镜；两个装上摄影机的管子会伸入他体内，一个从咽喉，一个从肛门，来取得肠道组织样本。这是一项常见的手术，用来检查肠道是否有息肉，以及肠道癌症的初始症状。医生问弗里茨是否有问题时，他笑着摇摇头，但他内心深处担心的是麻醉手续，以及若是找到息肉的话要怎么办。

其实，弗里茨主要只是觉得很饿，因为手术前的准备工作，他已经超过 12 小时没有进食，反而还用一种很恶心的液体清洗了他的消化系统，医生说，必须用这种液体清洗肠道才行。

弗里茨已经感染 HIV 超过 20 年了。他亲眼见到好友因为这种疾病死去，更让人心痛欲绝的是，他的男友也死于 AIDS 相关的并发症。但是，弗里茨却依然健康；更重要的是，他从来没有服用过任何抗病毒药物。

他并非唯一一个。据估算，美国有 1/300、欧洲有 1/100 的人，不必服药就能控制病毒。整体算下来，HIV 携带者群体里，约有 1% 的人不需要服药。在这一群能够控制 HIV 的特别人士之中，又分成子群体。非凡控制者的血液里基本上检测不到病毒，即每毫升血液里的病毒数少于 50 个。相对的，病毒血症控制者则检测得到病毒，每毫升血液里有介于 50 个到 2000 个病毒。两种控制者都无须治疗就能控制病毒，不过非凡控制者的长期预后诊断比较好。由于他们体内的病毒量相当少，控制者几乎不可能传播病毒；但这也并非全然高枕无忧：病毒血症控制者有时候会在控制病毒数十年之后，突然转向发展成为 AIDS，而且原因不明。

我们必须记得一件重要的事。即使非凡控制者血液里的病毒量低到检测不出来，但这并不表示其他的组织里也没有暗藏着病毒。有一种称作"肠相关淋巴组织"（GALT）的特殊组织，散布在肠道表面，这种组织内含有人类免疫系统的绝大部分。肠相关淋巴组织与血液不同，血液里的免疫细胞可以自由漂流，但肠相关淋巴组织形成了一个绵密的抗病细胞网络。

由于免疫系统有很大一部分集中在肠道里，因此身体抵抗外敌的第一道防线，就是在肠道里形成的。在鼻子、喉咙、扁桃体、大小肠，以及泌尿生殖系统的战场里，布满了黏膜相关组织。肠相关淋巴组织为了保护身体，里面藏有大量的淋巴细胞，这些细胞能辨认入侵者，并发动攻击。

虽然对大部分的疾病来说，所有的免疫细胞都伺机而动是一件好事，但 HIV 不会这么容易就被打败。对 HIV 而言，该组织根本不是危害，甚至还是迎宾的红地毯。在肠道细胞中，可能有多达 90% 会表达 CD4；另外，肠道内的淋巴细胞会表达 CCR5 的数量之大，大到研究人员最初以为 CCR5 受体只会出现在肠道里。这里是 HIV 进行感染、夺走主控权的最佳场域；病毒会在这里自我复制好几十亿份出来，好在日后遍布整个身体。另外，肠道是病毒最佳的藏身之处：在抗病毒药物清光血液里的病毒后，它还可以在肠道里潜伏好几十年。病毒会再醒过来，重拾全力；这当中的原因尚属未知。因此，通往击败 HIV 的道路，势必经过肠道。若是没有顾到我们免疫系统的这个关键地方发生了什么，那么我们注定要继续藏着病毒，无法将之完全清除。这就是为什么 HIV 研究人员会对 HIV 控制者和柏林病人有这么多要求：研究人员除了要知道他们如何在血液里控制病毒，更需要知道他们怎么在组织里做到同样的事。

HIV 控制者除了能在不服药的情况下控制 HIV 外，可能最让人讶异的是他们对于协助 HIV 研究相当大方。好几百位像弗里茨一样的 HIV 控制者会进行侵入式的手术和长期试验，为对抗艾滋大流行的抗战助上一臂之力，而且他们自己并未从中直接受益。弗里茨在谈论这些事的时候，人躺在担架上，即将接受侵入式手术。当我问他为何要这样做，他把答案扭转了过来，反过头来感谢研究人员，似乎对他自己的贡献毫不知情。

我再问弗里茨，对于能用这么不可思议的方式控制 HIV，他对背后的科学有什么样的想法？他回答："我不知道。我想，我只是运气好而已。"他致力于研究已经超过 10 年。这已经是他第二度飞到美国另一端，自愿接受一项让人不舒服的手术。不过，虽然他接触最尖端的研究已经这么多年了，但从来没有一位研究人员跟他坐下来对他说明他为什么能与 HIV 共存这么长一段时间，却没有发展成 AIDS。不知怎么的，科学被排除在知情同意书之外。耶森会花时间向他的患者解释 HIV 的生物学机制，但研究人员很少能够为他们的研究对象花这样的时间。病人也许了解，他们接受的手术或治疗背后有什么样的风险，但他们多半没有跟人讨论过背后的科学。

弗里茨这样的人有办法在没有治疗的情况下控制 HIV 这么长的时间，是因为他们个人的遗传所致。我们现在之所以知道这一点，是因为舒瓦茨夫妇 2002 年在沃克的研究上押下赌注。沃克那个疯狂的假设，最后被证实是正确的：非凡控制者在第六条染色体上有特别的基因，编码了 HLA，亦即人类白细胞抗原。人类的 HLA 多样性令人难以置信。我们个人的 HLA 编码了一组蛋白质，这些蛋白质随后会展现在体内每个细胞的表面上。这些 HLA 蛋白质有如一种秘密的握手仪式。如果一个细胞有这些蛋白质，免疫系统就知道这是人类细胞；反之，这个细胞就会被标成异类，并会被摧毁。这就是为什么人在接受组织移植时（无论是肝脏细胞或是干细胞），捐赠者和接受者之间的 HLA 必须吻合。这样一来，捐赠者的细胞进到接受者的体内后，会被接受者的身体辨识出来，产生排斥的概率就会比较低。

这些蛋白质在 HIV 感染的过程中也扮演着关键角色。病毒进入人体时，会被抗原呈现细胞吃掉。抗原呈现细胞会消化病毒的蛋白质，再将病毒的碎片（抗原）放在细胞表面的 HLA 蛋白质上面，这就是木棍上的头颅。它们之后会再把抗原带给 T 细胞。T 细胞、病毒蛋白和抗原呈现细胞就像一片片的拼图一样，会刚好兜在一起。T 细胞从抗原呈现细胞接收到的信号，会决定免疫系统要怎么样响应。对 HIV 控制者而言，这个信息正好非常大声、清楚。HIV 控制者体内展示出来的抗原，跟那些发展成 AIDS 的患者体内所展示的大为不同。在 HIV 控制者身体里，病毒的作用有如双面间谍，会偷偷地告诉 T 细胞，说这是非常真实的威胁，免疫系统必须倾全力来抵抗。 HIV 控制者动员指挥和突击 T 细胞的方法，详见图 11.1。

HIV 控制者并不是通常会有类似的 HLA 基因；不过，他们的这些基因确实很相似。HIV 控制者体内，会出现某些特定的 HLA-B 基因（如 B*57 和 B*27），而且数量高到不成比例。这跟猕猴的状况类似：具有 HLA Mamu A*01 基因的动物比较有可能控制 SIV，即灵长类的艾滋病病毒。

不过，到头来真正最重要的，其实不是基因。 HIV 控制者体内真正有差别的，是组成 HLA 蛋白质表面沟槽的个别氨基酸。大多数的 HIV 控制者，在抗原呈现细胞表面某一区域上有特定的氨基酸。 DNA 里不过几个字母的改变，就足以决定一个人能不能控制 HIV；因此，一个人的身体能否先天控制 HIV，其原因不只遗传而已。真正的秘密，藏在 HLA-B 基因里的一个小片段；这里编码了三种氨基酸。有这三种氨基酸（第 97 位的丝氨酸、第 95 位的甲硫氨酸，以及第 94 位的色氨酸）的人，就有可能通过整合的免疫系统攻势，以先天的方式控制 HIV。他们的身体能够将病毒某个特定部分展示给 T 细胞，让免疫系统得以全力抵抗 HIV。

弗里茨身体里所有的细胞表面上，就有这少数几种氨基酸。

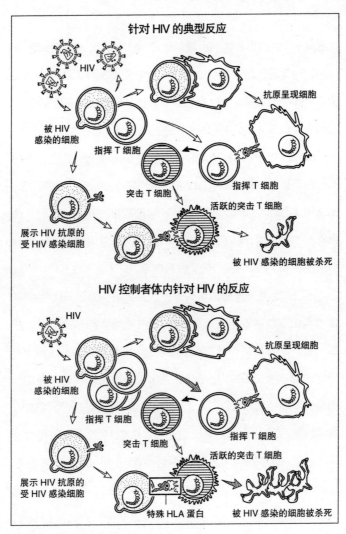

图 11.1 控制者如何打败 HIV

病毒会以相同的方式感染控制者和非控制者的 T 细胞。抗原呈现细胞侦测到入侵者，吞噬病毒。控制者会刺激身体产生针对 HIV 的指挥 T 细胞和突击 T 细胞，而非控制者就无法以自然的方式发动那么强烈的反应。

这些氨基酸并不会让他在其他疾病上占有优势。事实上，他有可能更容易受到一些其他自体免疫疾病（如银屑病）之扰。不过，这些特别的氨基酸替弗里茨所做的事，远比它们可能带来的危险来得重要。它们保护他不会发展成为 AIDS。

一个没有这种遗传福气的人，就没有可以控制病毒的先天机制。既然科学家现在了解了非凡控制者控制 HIV 的缘由，他们要怎样将之转换成那些没有特殊基因的人能用的治疗方式呢？

12
躲藏起来的疗法

以爱情故事来说，耶森与安德鲁的故事充满激情。他们在一起的那 4 年，形成了一种连确诊 HIV 都无法打断的爱情。随着耶森找不到任何可以治疗病毒的可行方式，担忧日渐增长之时，他将绝望化为行动。他联络了自己认识的所有科学家，即使只是最薄弱的人际关系也一样。他拼了命找寻新药、临床试验、任何可能救安德鲁一命的东西。他还是认为只有安德鲁染上这个疾病。此时他自己还没有检测，甚至连自己严峻的风险都不愿承认，即使他平日经常告诉其他患者要及早治疗。

其中一通电话，是打给美国著名科学家、HIV 共同发现者加洛的。耶森曾经跟加洛在美国国家卫生研究院的团队训练过几个月，也听过加洛多次演讲。在这些讲座上，他一如往常地积极参与，问了许多问题，也喜欢科学家之间引人入胜的讨论。对加洛而言，耶森是一位鹤立鸡群的人物。数十年后，他还记得这位在讲座上见到的和蔼、年轻的金发男子。他热切地回忆起耶森，说他是一位"小天使"。对加洛来说，耶森是一位"你非得喜欢不可"的人。因此，当加洛接到耶森的电话，他非常愿意帮忙。他让耶森联系弗朗哥·洛里，洛里是加洛密切合作的医生，特别是在 AZT 早期研发阶段。

洛里又辗转将问题转达给他的同事和好友朱莉安娜·利西耶维兹，耶森在美国国家卫生研究院的短暂时间里，她认识了耶森。她也很乐意帮忙，只是她没什么可以提供给耶森。她没有万灵药，也没有临床试验的数据，她能提供的，只有一个想法。她告诉耶森她和洛里觉得可能有潜力的一种药：羟基脲。这种药已经存在好长一段时间了，跟 AZT 的开发原因一样，也是抗癌药物。羟基脲是 1896 年德国开发出来的，1967 年由美国食品药品管理局核准用于治疗特定一类的癌症。这种药物的作用方式是阻碍一种特定酶，这种酶是生成 DNA 的单元——脱氧核糖核酸所必需的。这种药物光是挡住这种酶，就能有效对抗癌症、银屑病，以及镰刀型细胞贫血病。与 HIV 相关的想法，是希望羟基脲能以类似 AZT 的方式运作。若是这种药物能阻断新 DNA 的行程途径，本质上也就阻断了 HIV 自我复制的方式。

羟基脲还能将细胞冻结住，让细胞无法进行分裂，而 HIV 无法在不能分裂的细胞里繁殖。只要病毒冻结在那里，其他的抗病毒药物就能前来攻击。用这种标靶是细胞而非病毒的药物，其好处就是病毒没办法骗过它。如果在感染初期服用这种药物，它就有可能防止病毒在体内站稳。至少，利西耶维兹和洛里是这样猜测的。

虽然这种新药从来没有在 HIV 感染者身上试过，但是耶森在绝望之余依然想要一试。利西耶维兹只有在加洛实验室的体外细胞培养中测试过这种药物，而且还没有发表任何跟羟基脲有关的实验数据。没有什么特别理由，让人觉得这种药物对人类有效；温暖的培养箱中，许多在培养皿中有潜力的药物，一旦进入精细又复杂的人体里就会失败。

不过，死亡的概率够高的话，什么方法医生都想尝试。HIV 被认为是致命的。在"同情用药"豁免下，医生获准尝试其他并非核准为 HIV 用的药物。任何药物都有可能拿过来，以对抗 HIV。这样的策略，最适用家庭医生式的医疗（常称作从出生到死亡的医疗）。家庭医生通常和他们的患者非常熟。患者的各个人生新阶段，他们都会在场，而且也有可能知道患者的习性和怪癖，他们知道患者能否承担实验性药物的责任和后果。可惜的是，家庭医生相当短缺。在这个医学院学费、学生贷款利率不断飙涨的年代，美国毕业的新科医生往往被较高薪的专科吸引走，使得几乎每个州都亟须基层医生。20 世纪 90 年代初期，医学院毕业生有 40% 选择家庭医学专业，而现在选择同一专业的人只有大约 8%。

临床试验需要大批研究人员、统计人员以及行政人员。令许多人吃惊的是，直接医治患者的临床人员，常常不会参与临床试验的设计，相反的，临床试验的需求和灵感通常来自研究人员的实验室，操作有潜力的实验的人，不是医生，而是博士。这些实验会重复进行，经历同行评议、发表，再进展到动物实验。临床试验会根据统计模型来设计。临床试验问的是大问题：这种药物对需要的群体有没有用？家庭医生问的是小问题：这种药物对你有没有用？两种体系我们都需要，而且也许我们需要两者之间有更多的对话。在临床试验中有效的药物，不一定对某个人有效，反之亦然。两个领域需要互补，而且不论我们采用什么样的途径，最终的目标是一样的。

耶森在国际同情用药原则的带动之下，决定让安德鲁服用一种实验性的抗癌药物，这种药从来没有在 HIV 携带者的身上测试过。他这样子做，是在冒非常大的风险：他赌上了他身为医生的名誉、他与病人的关系，而且更重要的是，他赌上了与他所爱之人的关系。医患关系里最核心的部分就是信任。患者（特别是罹患致命疾病的患者）常常会盲目地相信医生，对于即将接受的治疗不太过问。麻省总医院一位不愿具名的医生说："你可以说服患者接受任何事情。"后面又补上一句："我们必须制定自己的道德规范，以确保我们不会对患者有过分的要求。"以这样的标准来看，知情同意的行为往往依靠医生本人的道德标准。要解释多少给患者听？患者要同意多少？这些定义只取决于一位医生或研究人员的界限。这样进行医药和科学研究，是相当有风险的行为。

这样的风险不能等闲视之。耶森决定，他要离开柏林，用实验性的药物来治疗安德鲁。他想要与世隔绝。他们在德国北海岸外的北弗里西亚群岛租了一间房子。从那里开车到柏林要7小时；那里没有人认识他们。耶森害怕其他医生会觉得他所做的事太疯狂、没有道德。他每天搭乘渡轮到德国本土，出示他的证件，来拿这种实验性药物。他遵照严格的时间表，亲自把安德鲁带到德国本土的医院，说明安德鲁"生病了"，需要血细胞计数。在这样诡异的隔绝状态下，耶森挣扎着保持镇定。

安德鲁完全受不了，待在那里的两个月时间里，每天都让他备感难熬。安德鲁有时候会问："那你呢？你是不是该去检查一下？"耶森总是有办法把焦点从自己身上转移开来。他日后回忆说，此时正是"大家都会死掉的时候……唯一重要的事情，就是救活安德鲁"。

PART III

治疗柏林病人

我想让你看见真正的勇气是什么，而不是认为勇气就是一个男人手中拿一把枪。那是你在开始之前，明明知道自己已经完了，可你还是会开始，而且无论如何都会坚持到最后。

你很少会赢，但有时候就是会。

—— 哈珀·李《杀死一只知更鸟》

13
第二次确诊

癌症。2006 年，布朗孤独地坐在柏林夏里特医学院附属医院一间四壁剥落的房间里，想着要怎么办。他刚刚才得知，他的癌症复发了。这家医院感觉实在太老了，很难相信里面会发生什么创新。进了医院，却不知什么时候才能离开，或者甚至不知道能不能离开：这是一种多么可怕、绝望的感觉。布朗此时已经历过三次化疗，时时刻刻都想着最糟的情况。化疗让他非常不舒服，每次都觉得不想再做下一次了。不过，不做的后果会比这更糟。

他梦见了意大利，在那里他刚刚度过了可能是他最后一次的旅行。他一个人在意大利游荡，先到热那亚，再沿着海岸线走了几个星期。这不是一次轻松的旅行。在得知癌症复发后，他的肿瘤科医师许特尔鼓励他去度个假。许特尔叫他放下一切，好好放松一下。意大利的风景虽然很漂亮，但生与死的念头一直笼罩在他心头。现在是时候决定是否要进行一项又痛苦、又有生命危险的手术：骨髓移植。

他知道这个手术的风险有多高。有另一家医院的医生建议他不要进行手术，警告他手术的高风险。布朗只是希望化疗会有用，让他能回到快乐的正常生活。他已经经历那么多事了，为何还会罹患癌症呢？

他到达米兰的时候，雨滴轻轻地落在鹅卵石街道上。他觉得好孤单。他的男友卢卡斯没有跟他一起。现在，他又回到了医院，意大利的美好又回到了他的脑海里。闭上眼睛时，他还能感受到热那亚朋友的热情欢迎，以及烹调得恰到好处的新鲜海产美味。但当他睁开眼睛时，医院的灯光直刺着他的眼睛。这次是癌症，不是艾滋病。

首先是摆脱不了的寒冷。他觉得自己好像已经病了好几个月，生命中穿插着疲倦、鼻塞、疼痛。HIV 已经只是小事儿。到了 2006 年，HIV 已经是一种可以控制的病毒。布朗在 20 世纪 90 年代被确诊感染 HIV 时，犹如被宣判死刑，但如今已经不再是这样了。不过，白血病可不是这么一回事。

就跟他被诊断出感染 HIV 的时候一样，他听到医生用德语慢慢地轻声跟他说："没有治愈的方法。"布朗被诊断出急性骨髓性白血病（AML）；这是一种致命的癌症，只有大约 25% 的成年人在确诊 5 年后还活着。

以癌症来说，AML 格外狡猾。这种癌症从骨髓开始生长。隐藏在我们骨骼核心的是一种强大但柔软、灵活的组织。骨髓是一种珍贵的干细胞，这些干细胞会长成我们血液所需的所有成熟细胞。我们的骨髓每天都会生产数十亿个血细胞。除了制造红细胞外，骨髓还会制造白细胞（或称淋巴细胞），这些细胞构成了我们的免疫系统。AML 会从骨髓开始；在那里，癌症会刺激正常淋巴细胞，让它们疯狂生长，并取代健康的血细胞。癌症会侵蚀我们的免疫系统，直到什么都不剩；我们再也无法自我保护。或是从外表来看，也可以说布朗患了摆脱不了的感冒。

医生不知道 AML 是什么造成的，有可能是接触到特定的化合物、血液病变，甚至只是免疫系统比较脆弱。HIV 感染会让免疫系统变弱，有可能是原因之一。无论对谁来说，被诊断出白血病都是相当严重的一击；但对布朗来说，白血病和 HIV 共存于同一个身体里造成的未知影响，让他滋生了一种新的恐惧。他跟任何人一样，担心癌症治疗的副作用，但他也担心接受白血病治疗，就必须中断他的 HIV 治疗。

在确诊感染 HIV 后，他竭尽所能地告诉所有人，借此对抗孤独。但是现在，他却不发一语。他的众多朋友、过往那个有魅力的自己，全部消逝在了远方，宛若是上辈子的事。现在，他只有湿冷的医院病房、一位他深爱的男友，以及许特尔医生。

2006 年 11 月，布朗第一次跟许特尔碰面后，就知道他可以相信许特尔。许特尔与耶森形成了鲜明的对比。对布朗来说，坐在耶森那间白色的现代风格候诊室里是一件可憎的事。20 世纪 90 年代中期，布朗走进病房的时候都相当胆怯。耶森的病人爱他有如父亲般，同样耶森也爱他们，拥抱着进入他们的心里。但是，布朗从来没有经历过温暖的父爱。对他来说，这样的亲密感让他不适。他不想要被触碰，不想要感觉到耶森锐利的眼光、温柔的关爱和开放的心胸。他想要的是一位医生，不想要朋友或父亲。

许特尔跟耶森不同，完全只专注于临床结果。他是一位年轻的肿瘤科专家，在处理医学的情感方面没什么经验。许特尔首次遇见布朗时，发现布朗很开朗、友善，反应也很快。高高、瘦瘦的布朗，看起来完全不像癌症患者。不过，这在临床上是可以想见的。许特尔在许多白血病患者身上，都看到过这样的现象：他们看起来很健康，直到他们开始接受化疗为止。

两人的关系展开时，保持着做生意般的距离。在诊疗室里，许特尔不太向布朗解释科学层面的事情，而是说明有哪些选项、哪些替代方案，以及存活率几何。布朗对许特尔直来直往的个性反应相当好，觉得这位不过分亲切但科学化的年轻肿瘤专家让他心安。

化疗开始了。在柏林夏里特医学院附属医院里（也就是许特尔帮布朗看诊的地方），所有 60 岁以下的白血病患者都会有干细胞移植的选项。癌症患者常常能从移植中受益，因为化疗虽然能够杀死癌细胞，但也会杀死健康的细胞。若是移植新的干细胞，血液中就会注入一股新的免疫细胞。这里移植的干细胞，不是争议不断的胚胎干细胞，而是造血干细胞。这些干细胞跟有争议的胚胎干细胞不同，无法形成身体里所有的细胞，但是可以形成免疫系统里的任何一种细胞。这些细胞大量存在于骨髓中，少量存在于血液里。

干细胞可以来自其他的捐赠者（常常是患者从未见过的陌生人），也可以从患者自己的身体里浓缩再增生出来。在异体移植（即干细胞来自他人）手术中，需要花时间为需要接受移植的患者与愿意捐献骨髓干细胞的人做基因配对。必须配对的基因就是 HLA，即沃克在 HIV 研究中所检测的同一组基因。由于我们配对的是形成免疫系统的干细胞，掌管免疫系统的 HLA 基因必须经过仔细筛查，以确保捐赠者和接受者的 HLA 完全相符。医院开始替布朗寻找可以配对的人选，但是布朗当然希望他不必接受干细胞移植。他希望化疗会有用，不久后就能回复正常的自己。

没有人会想接受骨髓移植手术。这项手术相当危险。在进行移植之前，病人的身体需要进行消融治疗以准备接受手术。这些药物（像化学治疗和放射治疗）会在骨髓里清出空间，等待接受移植物。之后，会从捐赠者体内提取出干细胞，有可能从髋骨中取出，或是从血液中浓缩出来，另外，也有可能从新生儿的脐带血中取得，因为脐带血蕴藏着丰富的造血干细胞。无论干细胞来自什么地方，它们都会通过管子输入患者的血液中，到达骨髓，在那里建立起一套全新的免疫系统。移植的成功与否，视捐赠者和接受者的基因配对有多接近。如果配对的情况不好，捐赠者的细胞会攻击自己的新身体，后果往往非常严重，甚至有可能致命。

虽然许特尔的性格保守拘谨，但他在研究上不会畏惧采用高风险的方法。他有一个想法，出自10年前他读过的一篇论文。这篇1996年出版的论文，描述了Delta32突变，以及这个突变能保护身体不受HIV感染。这篇论文是许特尔实验性疗法的催化剂，但完全无法保证切实可行。许多医生都不愿意冒这个险。当一位有丰富经验的病毒学家试着向许特尔说明这为何行不通时，他只是点了点头，说他知道风险，但他仍旧相信这会有用。现在，他必须说服院方。

柏林夏里特医学院附属医院里，从来没有HIV患者接受过骨髓移植。院方拒绝了这个请求，他们仍然遵守着20世纪80年代的规范，那时罹患AIDS有如被宣判死刑。依照这套过时的逻辑来看，院方认为任何染上这种致命疾病的患者都不应接受昂贵的骨髓移植手术，因为这项手术只能让生命延续短暂的时间而已。许特尔不死心地继续游说，向院方提供案例研究，说明当今的 HIV 患者经常会接受骨髓移植手术。他认为，用 HIV 来拒绝癌症患者接受救命的疗法，已经不再是一个合理的理由。

许特尔身为布朗的医生，这是他首次为了布朗的病情在柏林夏里特医学院附属医院吵架，日后还会有更多次。毕竟，许特尔提议的 HIV 感染疗法，是一种很极端的新方法。虽然布朗是许特尔的第一位 HIV 患者，但打从许特尔见到布朗那一刻起，许特尔就已经在构思一套计划，不仅要治愈布朗的癌症，而且最终还要根治布朗的 HIV 感染。

一如更早的杰罗姆·霍维茨（他构思出新的方式，将癌症阻绝在细胞之外），许特尔清楚地记得他是什么时候受到启发来解决这个问题的：就是在医学院图书馆的那个寒冬下午。HIV 利用细胞的方式有许多种，但是它若要进入人类细胞，则只需要两种东西：CD4 和 CCR5。因此，目标相当明确。

CCR5 是一种人类似乎不需要的基因，但 HIV 绝对需要它。计划相当简单：去掉 CCR5。采用的机制也一样简单：干细胞移植。布朗会接受化疗和干细胞移植，以抵抗他体内的癌症。他们眼前正好是绝佳机会。移植的时候，不要随便找一位捐赠者，而是找一位具有 Delta32 突变的捐赠者。如此一来，干细胞形成全新的免疫系统时，形成的会是 T 细胞表面不会表现 CCR5 的免疫系统。这样的话，这些 T 细胞就能抵抗 HIV，而且更好的是，病毒会杀死它们能进入的细胞，这样就会筛选出一套强而有力的免疫系统，能够同时抵抗癌症和 HIV。这是一个大胆却精细的计划，许特尔热切地相信这一定会成功。

柏林夏里特医学院附属医院跟世界上其他许多医院一样，对年轻医生来说是一个高度竞争的环境。他们知道，永久教职的缺额不多，只有那些在医学治疗和研究方面同样出色的人，才能升迁到这些人人都梦寐以求的职位。

许特尔感受到了这种高压环境的影响。他尽可能为这个计划的细节保密，也尽可能让布朗本人少到医院，因为他知道那些跟他竞争的人，会想办法快速制止一位年轻医生提出的这么大胆的计划。更糟的是，在一段相当长的时间里，他对自己的上司也隐瞒了布朗的案例。

正因如此，柏林夏里特医学院附属医院的感染科医生极力反对这件事，许特尔一点都不意外。这些医生认为 HIV 可以借由 CCR5 以外的受体进入 T 细胞，因此在布朗体内移植没有 CCR5 受体的细胞，无法防止那些利用其他受体的病毒株感染布朗。事实上，由于布朗从好几十年前就已是 HIV 携带者，他体内很有可能蕴藏了不需要 CCR5 的病毒株，这些在感染后期比较常出现，没人知道为什么。

绝大多数的 HIV 病毒株都是利用免疫细胞表面的 CCR5 受体来感染人类，但确实有少数的病毒会利用另一种受体：

CXCR4。利用 CXCR4 的病毒通常更容易引发疾病，他们会在患者体内加速病毒的进程，快速杀死细胞，并迅速让整个免疫系统受到大肆破坏。CXCR4 受体跟 CCR5 受体一样，会影响细胞在体内移动的方式，但是跟 CCR5 不同的是，CXCR4 在生理上是一个非常重要的受体，攸关免疫系统如何从骨髓发育，并迁移到末梢血液中。天生没有 CCR5 受体的人，可以拥有正常、健康的人生。然而，我们没有任何缺少 CXCR4 却能存活的案例。

这就是为什么感染科医生会质疑许特尔提出的治疗布朗的方式。虽然去除 CCR5 一定可以控制住一部分的病毒，但布朗体内很可能有利用 CXCR4 的病毒，而这种病毒依旧能够生长。事实上，这种方式有可能在布朗体内造成比移植之前更危险的 HIV 感染。再说，这一切都建立在有办法去除患者细胞表面的 CCR5 之上，而这又是前所未见的事情。

相较之下，许特尔没有什么研究案例可以支持他的理论。他指不出 CCR5 的丧失与抵抗 HIV 相关的动物模型，他担心，之所以没有这样的动物模型发表出来，是因为实验都失败了。

许特尔的主要论点，依据的是 15 年前发表的论文，但论点的核心并不是建立在某个模型或理论之上，而是建立在人之上：那些数以千计，缺乏 CCR5 基因，却过着健康生活的人；以及那些数以百计，因缺乏 CCR5 基因而有办法抵抗 HIV 的人。许特尔的研究并没有关注那些缺乏 CCR5 基因，却仍被利用 CXCR4 的病毒感染的人。

许特尔认为，干细胞移植是另一回事，他们有机会重建免疫系统，让病毒演化的进程倒转过来。他之所以这样想，是因为布朗接受的不只有干细胞移植，还有一套预处理（消融）的疗程，以确保他不会发生移植物抗宿主病。若要避免这种疾病，患者在接受移植之前要先服药，以降低免疫系统的力量。在抑制免疫系统之外，这种预处理会在骨髓里"清出空间"，杀掉细胞，来让新的细胞增生。在化疗加上预处理后，许特尔相信他们很可能可以"重建免疫系统的进程"，因为他们替换了这么多的细胞，让身体有全新的机会来对抗病毒。

他向医院的移植科主任埃克哈德·蒂尔说明了这个案例。许特尔向他的上司隐匿了这个案例好几个月，害怕他的想法和病人都会被抢走；但他知道，现在是揭露他计划的时候。他坐在蒂尔位于一楼的办公室里，感到相当紧张。他望了望窗外，几英尺外就是公园，路上都是患者和家属，在外头享受这凉爽的一天。他虽然资历浅，没什么影响力，但比起年资，他的热忱却难有人出其右。虽然这场手术会非常昂贵，成功概率也不高，但蒂尔总算同意了。他不确定许特尔的计划是否合理，当然也完全不觉得这有可能消灭 HIV，可他就是想要试一试。

找到合适的捐赠者会是一项挑战。所有可能给布朗捐赠的人，都还要再进行一道筛选手续，定序他们的 CCR5 基因。只有那些具有突变 CCR5 基因（即 Delta32 突变）的人，才会被认定是可能的捐赠者，这也让可能的捐赠者人数大幅减少。这样的实验，在德国以外的地方都很难进行。跟美国不同的是，德国有一个骨髓捐赠者的大型数据库。1991 年时，德国的捐赠者登记机构得到资助，来建立一套庞大的捐赠者数据库。光那一年，捐赠者的数量就从 2000 人增加到超过 50000 人。如今，德国的 ZKRD 数据库是全世界同类型数据库中最大的一个，能存取全世界超过 1950 万名患者的资料。通过这个数据库，75% 的患者会在 3 个月内找到可以匹配的捐赠者；整体来说，有 90% 的患者能找到合适的捐赠者。相较之下，美国只有 65% 的患者，一生之中有办法通过全国的骨髓数据库找到捐赠者。

在这样大海捞针一样寻找突变基因的过程中，德国还有另一项优势：这个突变基因在欧洲出现的比例特别高。14% 的欧洲人在他们的基因中携带了这种突变的一个拷贝。这个比例跟世界其他地方比起来，简直高到离奇。另外，全体欧洲人中有大约 1% 是 CCR5 对偶基因都有突变。当对偶基因都有突变时，身体就无法制造 CCR5 蛋白质，HIV 就只能被挡在门外，打不开锁。

没有人知道为何欧洲人的 CCR5 突变会这么常见。CCR5 突变，大约是 700 年前发生的单一突变事件。这算起来是个年轻的突变。相较之下，人类数一数二古老的突变，是 85000 年前发生的，让我们能够正确地转换植物脂肪酸。有些人认为，造成 CCR5 突变的是鼠疫大流行。中世纪造成大约 1 亿人死亡的黑死病，是由鼠疫杆菌造成的。这种细菌会绑架巨噬细胞——一种会表现 CCR5 的免疫细胞。有些研究人员认为，这种细菌进入人体细胞的方式与 HIV 类似，也是通过 CCR5 受体。不过，针对小鼠抵抗这种细菌的能力的研究，使用了拥有与缺乏 CCR5 受体的小鼠进行实验，结果却不认同上述想法。鼠疫杀掉了欧洲 1/3 的人口，从如此大规模的死亡来看，如果一个小小的突变就有办法控制住细菌，那么我们可以合理推论，这个突变会造成很大的影响。其他理论则聚焦在天花病毒上，这种病毒进入人体细胞的机制目前仍属未知。有些证据看起来像是天花病毒利用 CCR5 来进入人类细胞。无论是因为鼠疫、天花，或其他什么尚未知道的推动力，拥有 Delta32 突变的人就是具有生存优势，而且这个优势强烈到他们子子孙孙的基因体里也都有这个突变，世世代代传承下来。这种优势暗藏了几世纪，直到 AIDS 大流行将之唤醒，让这种突变的古老保护力跨越时间。

柏林夏里特医学院附属医院的团队从西欧寻找与布朗完全相配的抗 HIV 捐赠者，此时，布朗觉得很幸运，因为他的生命中有卢卡斯。他根本不想接受这个吓人的干细胞移植手术，也特别不想自己一个人经历这一切。

14

同情用药豁免

在耶森拥挤的候诊室里，哈恩坐在布朗附近。两人，两位柏林病人，那天下午都与耶森有约诊。两人彼此都不知道对方在医疗史上有多么重要。此时是 1996 年，布朗被诊断出罹患癌症还是好几年之后的事。两人都是不久前才刚刚确诊感染了 HIV。两人的年龄相近、体格相仿，性格也有共同点：不外向、有些敏感。他们甚至连彼此的名字都不知道。两人坐在候诊室里，跟许多其他病人一样，竭尽所能避免眼神交会。

此时距离耶森以羟基脲治疗他的男友安德鲁已经 3 年了。不过，这种药物依然是个谜；只有一些口耳相传、未经证实的说法，说这种抗癌药物对 HIV 有用。耶森使用这种药物的经验有限，但结果是正面的：安德鲁至少到目前为止还活着。在德国北部小岛暂居后，他们已经回来了；安德鲁体内的病毒量已经降低、T 细胞数量增加，这些都是让人受到鼓舞的证据，说明这样的"介入"成功了。不过，AZT能够在短期内减少病毒、增加T细胞，但之后病毒会突变避过这种药物。所以，安德鲁的治疗所面临的真正挑战，是长期让他活着。不过，安德鲁与耶森的关系倒是没有多长。他们回到柏林后，安德鲁就跟耶森分手了，中断了耶森给他制定的极端新疗法，并离开德国前往了西班牙。安德鲁现今在世界各地到处跑，依然很健康，也常常跟医生约会。我们永远不会知道，这样的创新疗法对他的生存有什么帮助。耶森心碎了，至今仍旧多少还在心碎中。

虽然如此，耶森相信羟基脲，并公开将这种药物开给一些挑选过的患者。这并不是大型的临床试验，而是小型试验——这种试验至今有时候还会在家庭医生的诊所里出现。这种试验的规模之所以小，有一部分是因为病人必须仔细挑选。他们必须刚刚受到感染，而且要非常有责任感。这种药必须每天在固定的时间服用。耶森也需要花费不少心力追踪这些患者，必须确保这些患者约诊时会出现。若他能跟服用这种药物的患者建立起人际关系，会非常有帮助。耶森对于这种药物能怎么跟何大一等人提倡的"早而狠"策略合并深感兴趣，这个策略是为了要击溃病毒，并将之从身体里清除掉。那时仍然没有采用羟基脲的大规模临床试验，但他凭直觉认为这一策略是有意义的。他会在病毒还没有机会深植于体内之前，利用这种强效药物来及早控制住它。

耶森开羟基脲给哈恩时相当谨慎。哈恩在感染初期就被诊断出来，是一位有责任感的学生，并且把耶森聘为他的家庭医生已经一年了。耶森觉得他能相信哈恩。至于哈恩倒是没有对这种实验性药物有什么想法。他没有想要质疑它，对背后的科学也没什么兴趣。他只知道，他染上了可能会致命的疾病，必须服药。他梦想成为"规则中的例外"，希望这种实验性的疗法能够成功，他能成为第一个被治愈的人。

布朗第一次见到耶森时，他体内藏有 HIV 的时间远比哈恩要久。他一年前就已经被感染了，而且自己不知道。由于早期的症状跟流行性感冒类似，被感染而不自知的情形常常发生。最近有一项研究发现，美国有 44% 的男同性恋 HIV 携带者自己不知道已经受到感染。耶森没有想开羟基脲给布朗。毕竟，当病毒已经在体内站稳，能将之清除掉的概率又有多少？布朗拿了另一套非常不一样的抗病毒药物，就离开了。他对于药物没什么意见，但是他不喜欢耶森温暖、和善的个性。

耶森的羟基脲试验相当极端，而且与通常由医院进行的、有规范的临床试验也大为不同。在 HIV 不再被视为死刑后，HIV的临床试验就改变了。这有点像是如果你快要渴死，你什么都会喝，就连自己的尿也一样，同理，早期的 HIV 试验是非常绝望的孤注一掷。如今美国和西欧的 HIV 感染者已经不再因口渴而濒死了，他们能够挑选治疗方式，以及要参与哪些临床试验。

如今 HIV 的临床试验通常会有忙碌的感染性疾病专家参与其中，他们必须让所有参与治疗的人都接受架构一模一样的疗程，以便将临床试验的统计数据力量最大化。耶森追求一种完全不同的医疗方式，他将重点放在患者而不是药物上。

哈恩服用羟基脲的时候，想到了 20 世纪 70 年代他还小的时候，在电视上看过的一个马桶广告。广告中，前景放了一大碗蓝色的水。一粒像大型药丸一样的马桶清洁剂放进蓝色的碗里，蓝色的水有如魔术一般变得透明清澈。

当每天早上服用羟基脲的时候，哈恩都想象着这个广告。他想象这种药的作用就像马桶清洁剂一样，放进身体里，就能魔术般地将病毒清光。这样的想象画面有安抚他的作用。他不单单相信科学，也许搞不好是不怎么相信科学。他相信服用药物的神圣行为，让药物和他正面的想法清除他体内的 HIV。

15
三种致命疾病进场

在确诊后的头几周，哈恩有如宗教信仰般地服用他的药物，从来没有漏过。为了确保不会漏掉，他写了一套非常繁复的日程表，以惊人的细腻程度规划好用餐和服药时间。这个日程表中一个非常困难的地方，是他在服药之前不能进食。哈恩服用的药物中，有一样是地达诺新（又称去羟肌苷或 DDI）。这种早期的抗 HIV 药物是一种白色的大药片，触碰的时候很容易碎掉。这种药必须弄碎，放在水里来服用。对哈恩来说，这种药的味道讨厌极了，又甜又酸，还充斥着人造橙子味。口服药物被身体吸收的速度，比起静脉注射的药物来得慢。地达诺新的问题是，虽然这种药很快就会被吸收，但真正到达需要的地方的比例却不高。这称为"生物利用度"，而地达诺新的生物利用度特别低，只有 42% 会被身体吸收。相较之下，静脉注射药物的生物利用度是 100%。若地达诺新与食物一起服用，生物利用度会再降低25%；因此，若要获得最高的药物浓度，地达诺新必须空腹服用。

不幸的是，这表示哈恩不得不错过早餐，一直饥饿地等到上午10点的下课时间。他坐在学生餐厅里，身边围绕着其他的历史系学生。在确诊之前，在这个下课时间他通常只会喝一杯咖啡，但现在他会狼吞虎咽地吃下一整份早餐。他的饮食习惯改变这么大，招来其他同学的疑问和嘲笑。但是，哈恩神秘地噤声。他不可能告诉其他人改变背后的原因为何，而只是试图不当一回事，免得被暴露又丢脸。

比这个要人命的日程表更糟的是，这些药物让他一直觉得疲倦又恶心。恶心的感觉几乎让人难以忍受，但更糟的是那种仿佛自己跟其他人都不同的感觉。这是一种让人孤独的感觉，特别是哈恩在柏林没什么能够谈得来的朋友。他不认识任何其他的 HIV 携带者。

这一用药疗程首次中断，是在8月的时候。他服用这些新的抗 HIV 药物才两周多一点，就得了附睾炎。这种睾丸后部管子的肿胀，令人痛苦不堪。哈恩痛到无法忍受，冲去医院，但忘了带他的抗 HIV 药物。他住进病房时，告诉那里的医生他的状况，希望他们能给他那些他忘在家里的药物。

医院里的医生感到很疑惑。他们不能理解，为什么一位在HIV 感染这么初期的人，要服用抗病毒药物。他们从未听说过

"早而狠"的策略，也不知道耶森偷袭哈恩体内病毒的计划。更让人不解的是，他们不懂为何哈恩要服用化疗药物（羟基脲是化疗用药）来治疗 HIV。他们向哈恩说明了这一切，并且说哈恩的家庭医生可能不太好。

哈恩在医院里待了 7 天，这段时间没有服药。有整整一周的时间，他不必查看复杂的手写日程表，看什么时候该服哪种药，什么时候可以吃饭。不用服药是一种解脱，但也是一种折磨。他担心没有服药的话会死。出院以后，他很快恢复了他的日程。服用这些让他难受的药物，反倒让他觉得有种奇特的安抚之情。他再次练习了他的想象画面。

那一年里，哈恩诊断出患有 HIV、附睾炎和甲型肝炎。对于从来没有生过病的哈恩来说，这一年是在医院里度过的：仿佛他一旦开始习惯 HIV 药物，他就会被诊断出其他疾病，住进医院，不得不停止用药。他被诊断出罹患甲型肝炎，躺在柏林的病床上时，觉得无法承受这一切。而后，他又得知他的外婆过世了。

在他的外婆面前，哈恩一直觉得自己很特别，是所有表亲中最受外婆喜爱的一位。哈恩小时候很崇拜她，她是个坚强但善良的人。他长大后，两人的感情更深。从许多方面来说，哈恩觉得她非常了解他，而且层次之高，让他很难清楚说明。虽然哈恩从来没告诉过外婆他是同性恋，但他觉得她一定知道。

哈恩的妹妹温柔地告诉他外婆的死讯，但他觉得他的世界正在崩溃。他抱住自己，低下头，只发出一声轻轻的哭泣声，之后就再也没有声音了。一如刚刚被诊断出感染 HIV 时，他说不出话来，他根本找不到话可以说。他无法参加外婆的葬礼，必须待在医院里。他的身体饱受病毒和细菌的折磨，而他挚爱的外婆又离开了他。他试图告诉自己一切会变好，但心里感受不到任何的安抚或慰藉。这是他人生当中最糟的一年。

与此同时，哈恩体内的病毒正起起落落。他的身体开始反抗。几周之后，他的肝炎情况好转，便出院了。

柏林很少下雪：那里会下雨，会下冰雨，会飘下雪花，但这座城市很少会经历货真价实的暴风雪。不过，1996 年的 11 月，柏林遇到史上数一数二严重的暴风雪，整座城市都埋在数英尺的雪下面。各地的交通都被中断，学校和公司纷纷提早关门，孩子们在街上玩耍，高兴可以放长假。

哈恩站在位于前东柏林的学生宿舍窗边。他是柏林自由大学的学生，主修历史。他的宿舍房间很小，双人床紧靠在书桌边，但这个房间全是他一个人的，甚至还有自己的卫浴。房间才刚刚翻修过，里面有新油漆的味道。德国统一后，这里本来都是非法居民，这些居民被赶走以后，哈恩是第一个住在这个房间里的人。在将近 10 年的期间里，各种形形色色的人都住过这间公寓，而且都没有付房租。多年后的现在，地板全部已经重铺，墙壁也重新油漆过。房间跟他体内的感觉一样：干净、全新，而且病毒全都清除了。

房间里有一扇窗户，形状有些扭曲。那是一扇小窗，下缘只到哈恩的胸部。他向外窥见夜空，看着雪花飘过窗户，落在下方的庭院。天色灰暗，夜空渐渐转至晨曦，日历也渐渐靠向一年中夜晚最长的一天。哈恩已经病了整整 6 个月，经历过无数个作呕干吐的早晨，饱受极度疲倦之苦，几乎无法工作，而且还要向朋友和同事隐藏一个可怕的秘密。现在是数个月以来，他首次觉得变回了原来的自己。

他靠在墙边，拿起放在窗台上的 3 瓶药丸。药瓶的标签黏黏的，上面凝结了窗户上的水汽。他在手中慢慢地转动着瓶子，又到了服药的时间。

在可怕的头几个月后，哈恩开始比较放松。他有时候会忘记吃药，并总是自圆其说，这是有原因的，认为犯错是人之常情。他会告诉自己说："我非得参加这次会议不可，没有时间回家了。"

但是，他漏吃药以后，心里又会紧张起来。他想要成功，据他所言，他想要成为"规则中的例外"。他想要被治愈，不想看着他的家人和朋友痛苦，只因他没吃药。这样的懊悔每天都会升起，唯一将之压下去的方式，似乎只有吞下手中握着的药丸。可是，今天的感觉不一样。他透过窗户看着覆满皑皑白雪的建筑，看着底下宁静的街道。外头像是一个新的世界一般，整座城市都沐浴在雪水中。

他内心的感觉，就跟窗外纯白的雪一样干净，他仿佛感受到健康状态油然而生，填满全身。他经历过人生当中最困难的几个月，全身被生理和心理的痛苦给吞噬。但是，他现在站在窗边，感受到他形容的"清晰的一刻"。他还没准备好完全放弃这些药，那会是一个月以后圣诞节的事。不过，这是一个决定性的时刻、心灵的时刻。

他望向窗外，额头轻轻地碰着冰冷的玻璃。许多跟他类似的病人，到了这个阶段会准备死去，但哈恩不会。他打开窗户，让冰冷的空气流进来。虽然种种证据都显示相反的情况，之前停药的时候他体内的病毒又起来了，但他心里知道，这一次病毒不会再回来。他让药瓶掉到地上，双手紧紧地抱住自己，身体因不现实的期望而颤抖着。"我痊愈了。"他心里这样想。

16

家人和陌生人的慰藉

布朗是个十几岁的青少年。他最好的朋友是萨曼莎，他跟这个女孩一起长大，也非常关心她。布朗知道，该到他跟母亲坦白的时候了。萨曼莎不断提醒他，这是一件非做不可的事，可他似乎就是没办法鼓足勇气。每次当他决定要这么做的时候，就会突然没有胆子。布朗从来就不是一个会跟别人起冲突的人，这根本不是他的个性。他母亲的基督教信仰又让整件事更难处理。他知道，母亲一定会不高兴，但他也知道，她非知道不可。他爱他的母亲，无法忍受向她隐瞒这么重要的真相。于是，他写了一封信给她。有些事情比较适合用书面上的文字说明，有些人跟一封信独处时，比较能把话听进去。

对布朗的母亲来说，这封信读起来不易。虽然那时的她不可能知道，这只是第一封这样的信而已。每当布朗有坏消息时，他都会写信给她。比起当面跟她说，布朗觉得写下来比较容易跟人分享。虽然他知道，有些话当面说比较好，但他很恐惧让母亲失望的感觉。布朗的母亲读完这封信后，打了个电话给她在爱达荷州的母亲，也就是布朗的外婆。她非得把这个消息跟别人分享不可。10 年后，当布朗决定告诉母亲他是 HIV 携带者时，也是类似的模式。

布朗跟哈恩一样，和外婆很亲。跟哈恩一样，布朗永远不可能对着她直接承认他的性取向，但也跟哈恩一样的是，她早就知道了。两个人的关系中，有一个不用言语就能理解的基础。两人的外婆似乎都比两人更了解他们自己。

哈恩准备当面向爸妈坦白时，感到相当紧张。他当时 18 岁，自己老早就知道了。哈恩的家庭跟布朗的非常不同。他与父母很亲，也感受得到他们的爱与支持。他知道他们也许会有些担忧，但他也知道他们会接纳他。确实如此。哈恩的父母听到消息后几秒钟，就拥抱了他，没有让他担心，或是让他觉得自己是异类。

不过，10 年后，当哈恩告诉他们，他是 HIV 携带者时，他们的反应就没这么平静了。哈恩要告诉他们时，显得很紧张。此时他已经知道一个月了，只跟少数几个朋友说过。确诊后，他第一个想到的就是父母。他急切地想知道他们会怎么看他，他们的想法会不会改变，他们是否会以不一样的眼光看他。他回老家的 3 天期间，他一直等到最后一刻，才总算鼓足勇气。

他的母亲听到消息后便痛哭失声，父亲需要搀扶她虚弱的身体。哈恩无法留下来看这个景象，他告诉他们之后不久就离开了，回到柏林的公寓里。在这样的压力下，他与家人的关系受到考验。他的父母担心儿子的生命，因为他们认为 HIV 是死刑。他们还担忧其他的事：他们住在一个小镇里，不禁担心邻居会怎么想，以及他们的社群会怎么看待这个消息。不过，跟这些担忧比起来，他们还是更爱自己的孩子。他们的关系最终恢复了。

耶森的家庭很像哈恩，两边都是小镇上非常亲密的家庭。耶森的父母很早就知道他是同性恋者，所以当耶森向他们坦白时，他们一点都不惊讶。事实上，他们的三个孩子（两男一女）都是同性恋者。三个孩子都会离开儿时成长的农场，被柏林这座城市吸引过去。令人难以置信的是，三个孩子日后的工作，都与 HIV 相关。

像耶森和哈恩这样提供支持的家庭，会对同性恋者的心理与生理健康造成非常大的影响。诸多以不同种族为背景的研究，都得出相同的结果：如果一个人的家庭不支持他的性向，这个人更有可能酗酒、使用违禁药物，以及被抑郁症所困。相较之下，有父母支持的同性恋男性，性交时使用避孕套的概率，以及定期接受 HIV 筛检的概率，是父母不支持的人士的 3 倍。从本质上讲，这是有道理的。我们的父母帮助我们塑造成人如何看待自己的方式。因此，如果在揭露自己的性向时，得不到父母的支持，我们的自尊心会受到打击，也没有理由好好照顾自己。这也许就是为什么同性恋与双性恋成年人士的自杀率，比起异性恋人士的自杀率高出 8.4 倍。对青少年来说，出柜是生命中非常不安稳的时刻。当今多到有如爆炸般的新研究，检视了父母认同对同性恋与双性恋子女的健康有何等重要的影响，我们只能希望，这些研究会影响未来世代的行为。

布朗在被诊断出感染 HIV 后，行为模式突然转变了。他发觉，约会的对象区分为被病毒感染的以及没有被感染的人，仿佛有两个男同群体：被宣判死刑的，以及可以自由活着的，而他自己属于第一个群体。这个群体的约会行为有所不同。他们在拥挤的酒吧里可以辨识出彼此，只要看卡波西肉瘤留下的伤疤，以及凹陷的双颊（这是 AIDS 虚耗体力的典型症状）就行。就算一个被病毒感染的人正常吃喝（很多人根本没办法这样），腹泻、呕吐和体力虚弱皆会造成肌肉逐渐萎缩。这种症状称为"恶病质"，并非 AIDS 患者所独有：癌症晚期的患者也会饱受恶病质所苦，就算吃得再多，还是会变得越来越虚弱。

以 HIV 来说，这个模式比较复杂。感染病毒的人常常会有脂肪重新分配的问题。脂肪移位是体内脂肪重新分配，且常常会发生在脸部的脂肪上，因而造成凹陷的脸颊。让人不解的是，我们不太清楚这到底是怎么发生的。且服用抗病毒药物的人，好像更容易有这样的症状。目前的想法是，抵抗病毒所采用的疗法，也有可能会破坏细胞的线粒体。线粒体是细胞的"能量模块"，是细胞内微小的胞器，会输出细胞运作所需的绝大多数能量。消灭病毒的治疗方法，似乎也会影响脂肪细胞的线粒体，特别是脸部的脂肪细胞。少了线粒体，这些细胞就会死去，让脸颊看起来空洞、凹陷。虽然这样的症状并不危险，但有这个症状的 HIV 携带者会觉得自己受到歧视，毕竟，病毒的印记就在脸上，是大家都能看到的地方。如今，我们有办法找到新的药物组合，比较不容易造成脂肪移位，但这不一定有效，因为凹陷的脸颊不全然与药物治疗有关。有些人转而寻求能掩饰凹陷脸颊的植入手术，甚至还有协助患者的计划能提供这些植入物，让贫困的患者不必与 HIV 的明显印记共存。

不过，在 1996 年，也就是布朗得知自己感染 HIV 之后，这些进展还都不存在，要辨识出感染 HIV 的人非常容易。在约会的时候，布朗发觉自己在寻找凹陷的脸颊，也会特别去寻找带有卡波西肉瘤留下的红、紫疤痕的男子。对布朗而言，他寻找这些标记，视它们为他新群体的标志。他想负责任，不想传染给任何其他人，所以他去酒吧时只会寻找同样有 HIV 的人。这对他来说是一种新的隔离方法，让他觉得好像失去了一部分的身份认同。他不再是以前那个喜爱社交的派对常客，而是闷坐在酒吧里，寻找他能互相认同的人。

有天晚上，他去了柏林的一间酒吧，就与耶森的诊所隔一条街。从街道上看起来，这间酒吧跟其他的没什么不同。不过，在后面有一个只能用爬行进去的地方，通往第二间永不见天日的酒吧。这种酒吧称作暗室，因为这里面没有任何自然或人造光。布朗有一天晚上挑了这间酒吧，沉醉在隐匿无名的状态中。在这里，他不必担心他看起来怎样，或是别人看起来怎样，他可以只管自己的感觉。这种地方不是让人寻找心灵伴侣的地方，暗室酒吧里只有两个字：性爱。在清晨时分，他碰到对面一位年轻男子的脸。他知道自己去那里是要找什么，虽然如此，他还是想说说话。于是，他真的就开始说话。他坐在暗室酒吧里，跟一位不认识的人说话。他心里的感觉好像直接从口中流露出来，布朗很少有这样的经验。隐形让人觉得放松，是一剂强药，让他吐露一些甚至很少向自己坦承的事。那晚离开的时候，他身边的不只是一位一夜情的对象，更是他最亲密的朋友、他的心灵伴侣、他一生的至爱。他此时还不知道，但是在多年后的某一天，正当他人生中最为挫折的时候，那晚他拥抱的男人会站在他身旁。卢卡斯会成为他生命的一切，他治疗的重要一部分，以及将他从 HIV 中释放出来的一部分。但是，这一切还要等上好多年。

17
抓住时机

已经快到圣诞节了。哈恩回到德国乡下，那个他长大的小镇。他很高兴可以回家见到家人。在他们家，圣诞节一直是一个很特别的日子。他住在距家数小时车程的柏林，很想念跟他很亲近的父母和妹妹。哈恩的母亲用一个温柔的拥抱来迎接他，她很担心自己唯一的儿子，因为他得了致命的疾病。

回到家中，哈恩发现房子的装饰还跟他儿时回忆中的亲切模样相同。他的母亲早在数周前就开始烤东西，让家里满是饼干和点心。花环蜿蜒绕满整座房子，屋内处处是灯火柔和的光线。圣诞夜那天，他们把一棵高大的杉树装上满满的灯光和饰品，让整座屋子都是常青树的芬芳。那天，他们吃了香肠和土豆沙拉，这跟第二天的盛宴比起来只是简单的菜肴。圣诞节那天，他们吃了一只很大的火鸡，整个家族都来到哈恩父母家，家中处处是美味佳肴。一整年以来，哈恩都想着圣诞节那天会吃的青菜沙拉。沙拉中的莴苣是哈恩的叔叔自己种的，整盘沙拉都是从他的农场刚采摘带过来的。"沙拉当然可以用买的，但这样就没那么特别了。"哈恩如此说，回忆着这项传统让人觉得格外珍贵。

他那天放假坐在家中，觉得自己不一样、更有自信。在11月那个下雪天，他觉得自己已经干净、纯洁，病毒已经被洗净，但他没有勇气停止服药。他还是断断续续地吃药，不太确定自己该怎么做。放假返乡前，他又去拿了一次抗病毒药物。现在，这些药就在他儿时长大的房间里，似乎在挑战着他的存在。他想，如果他真的相信自己已经没有病毒了，那么他可以完全中断，完全摆脱药物。

哈恩是个腼腆的人，通常会完完全全遵照医嘱，但现在他对自己有了新的自信。他已经准备好违抗耶森的处方，即使他完全相信他的医生。

决定停药的最后一刻，是在圣诞节过后的几天。哈恩站在老家自己房间的门口，他的母亲经过，不经意地问他吃药了吗？哈恩靠在木头门框上，只是简单地说："我无法继续下去。"他没再多说什么，他无法让自己告诉母亲，他所感受到的强烈的复原力量。虽然担忧，但她还是相信自己的儿子可以自行做出决定。哈恩只说了一句话，可是不知怎么一回事，说出来就让这件事感觉是真的。他觉得必须信守他对母亲说的这句话，这让他更坚决地做出最后的决定。从那天以后，他不再为日程表烦恼，不再管何时该服药。他自由了。他不会再服用抗病毒药物。当哈恩想着新获得的自由时，在遥远的地方，耶森正站在柏林的诊所里。诊所在圣诞节没有关门，耶森正在工作。

1996年末，耶森紧张兮兮地打电话给利西耶维兹。他认识利西耶维兹只有短短几年的时间，但两人已经成为很好的朋友。耶森是在加洛位于美国国家卫生研究院的实验室受训时认识利西耶维兹的，而利西耶维兹也喜欢跟耶森聊德国的事；她在哥廷根的马克斯·普朗克研究所拿到博士学位，而后加入加洛的实验室担任博士后研究员。20世纪90年代，加洛的实验室是所有对病毒有兴趣的年轻科学家都想去的地方。利西耶维兹回忆那里蓬勃的活力，说那里"有可能是全世界最大的实验室"。

利西耶维兹遥遥领先于她的时代，此时她已经对用基因疗法治疗HIV深感兴趣。她从基础细胞生物学中想出一个聪明的点子。基因在细胞里是通过小片段单链RNA，即信使RNA（mRNA）来表现。之所以称为"信使"，是因为它将DNA复制细胞的蓝图，从细胞核运送到制造工厂里，信使在工厂中指挥细胞所需的蛋白质。利西耶维兹的想法，是制造小片段DNA，与HIV用来指挥其基因的信使RNA互补。这些小片段DNA可以与病毒RNA结合，从而阻止病毒自我复制。这些能阻止基因的小片段DNA，称为反义寡核苷酸。利西耶维兹的结果在细胞培养阶段看起来很棒，于是这项计划很快就进行到临床试验阶段。

在短短 6 个月内，利西耶维兹从默默进行一项她知道加洛不会同意的小项目，变成被任命为抗病毒小组的组长。她在这个职位上接触到的人更多，影响力也更大。利西耶维兹既可以进行成功的研究，又能募集到资金。等到 1994 年，离开美国国家卫生研究院的时间已经到来，于是她与加洛实验室的同事弗朗哥·洛里成立了一家非营利公司，叫作基因与人类治疗研究所（RIGHT）。

在这一串改变之中，利西耶维兹与耶森一直是好友。耶森在 1993 年急切想替安德鲁寻找到一种实验疗法时，利西耶维兹伸出援手，提供了一种当时还没有人用来治疗 HIV 的药物。当耶森决定要在他的诊所进行这种药物的小型试验时，利西耶维兹相当兴奋。耶森的诊所是进行这个试验最好的地方。他的诊所很特别，因为有大量的患者是刚刚感染 HIV 就被诊断出来，而且至今依然如此。由于耶森的患者相信他，他们会很早就向他坦白他们所担忧的事以及可能的风险。以临床试验来说，这可以说是接近完美的情况。事实上，利西耶维兹说，在那个时候"世界上没有其他人有可能进行这样的试验"。

耶森不仅有正好适合的患者，他还对及早介入治疗 HIV 深感兴趣，这是受到他自己与安德鲁的经历所启发。在短短几个月内，耶森就找来十三四位患者，这些患者都是他亲自挑选过的，以确保每个人都是在刚刚感染后不久就开始服用实验性药物羟基脲，而且每个人都有依照规定按时服药的责任感。由于试验的患者人数很少，每一位都对试验非常重要。这就是为什么耶森在 12 月底打电话给利西耶维兹时那么紧张。有一位患者出了问题：哈恩。

耶森重复了哈恩告诉他的话。在圣诞节假期期间，他决定不再服用药物。哈恩在圣诞节过后回到柏林，把仍然装满药丸的瓶子放在耶森的桌上，将抵抗 HIV 的武器交了回去。利西耶维兹很气愤，大叫："他不能这样做！"病毒不可能在 6 个月内就从哈恩的体内被消灭。再说，这 6 个月也是断断续续的，他早就被迫中断用药数次，这使得病毒在他体内恢复了。耶森同意利西耶维兹说的每一句话，并且告诉她，他已经试图说服过哈恩，可是没有用。

耶森从来不会对他的患者施压。他相信他最多只能提供建议，患者接下来想怎么做，必须由患者决定。他跟哈恩谈话的时候，对哈恩的果决感到惊讶。哈恩是个内向、有礼貌的人，一开始也完全遵照耶森的指示。耶森看到哈恩这么坚定地决定中止治疗，让耶森开始思考自己的立场。他可以请求哈恩重新开始接受治疗，甚至可以说明不接受治疗有什么危险，但他不会向哈恩施压，而是静静地请他继续回诊。他解释，他们必须持续监测病毒，这样万一病毒开始回来，他们就能重新开始治疗。哈恩同意了，但他直觉知道病毒已经没了。他不担心耶森的警告，毕竟，这些药物已经产生了作用（至少在他心里是这样想的），而他只受到一点点责备就能离开诊所，也让他觉得满意。

利西耶维兹相当尊敬耶森；耶森是一位杰出的医生。她知道，耶森永远会把当医生摆在第一位、科学研究摆在第二位。所以，她表达了她的失望，两人便继续下去，替其他的患者拟订新的计划。

18
移植手术

1996 年，布朗不可能像哈恩那样决定中止治疗。那一年，他从 AZT 转而服用另一种药物：齐多夫定。这种药一样糟糕，但对于能够服用新的东西让他感到高兴。他感到高兴，甚至有点兴奋，可是完全没有病毒从他体内消失的感觉。最后，到了 2007 年，布朗会有他自己的圣诞节时刻，影响力就跟哈恩一样重大。不过，这不会发生在柏林，而是发生在爱达荷州。另外，这一刻也没有那么愉快。

布朗喜欢住在柏林，但他想念他的家人。每年圣诞假期，他都会想办法回家。2007 年，他特别想赶回家。他的外婆得了肺炎，由于和外婆非常亲近，他非常担心她。飞回家的长途班机，让他有足够的时间反思当年稍早被诊断出来的白血病。他身为 HIV 携带者一事，已经成为他人生中的常态，塑造了他的身份、人际关系，甚至是工作。现在，又多了一样……刚开始，他很难接受自己得了癌症，更别提去想治疗与治疗的风险。不过，在今年圣诞假期，他的病情获得了缓解。他已经击退了癌症。他很感激骨髓移植这一高风险手术进行得很顺利。

与哈恩洋溢着健康的气息，从根本上觉得身体状况很好不同，布朗觉得疲惫、病态。他记不太起来，曾经在什么时候没有这样的感觉：两年前？三年前？

在骨髓移植治疗白血病之后，他的精神得到好转。他回去上班，也回到健身房运动，甚至还跟以前一样，跟可爱的异性恋男子嬉戏。他开始觉得回到以前的自己了。但是，几个月下来，这种健康的感觉却渐渐消失了。最近他又苦于其他随机出现的疾病。他回爱达荷州之前，得了细菌性痢疾，还感染了诸如病毒。

除此之外，他的爱情也在崩解之中。卢卡斯想跟其他男人约会，甚至已经开始这样做了。这对布朗来说是很大的打击，因为他深爱他的男友，而且看着卢卡斯在他接受白血病治疗期间陪在他身边，他对卢卡斯的感情变得更深。布朗没办法放下这一切。他们把彼此间的关系放在一边：挂在悬崖边，快要放手的状态。

布朗小时候的回忆，充满着圣诞节期间跟母亲从华盛顿州回爱达荷州的记忆。即使已经成年，他还是保持着这个快乐的传统，就算住在几千公里以外的地方，也会想办法回家。今年圣诞节，他还带了卢卡斯的侄女苏菲，她对于能到美国玩很兴奋。虽然卢卡斯不在他身边，但有卢卡斯的家人陪伴，也让他感到些许安慰。

爱达荷州的家族聚会相当庞大，整个房子都是叔叔、阿姨和表亲。布朗很高兴可以回家，试着忘掉自己日渐破败的身体。他不想让自己渐渐增加的疾病毁了这个圣诞假期。他心想"我一定又得了肺炎"，对于持续的病态感到烦闷。布朗的母亲担心生病的儿子，带他去看医生。护士替他抽血，医生告诉布朗他所想到的事：他确实得了肺炎。这个诊断反倒让他心安：由于他最近才接受癌症治疗，他知道结果有可能还要更糟。

这个恐惧在第二天验血报告出来后，会变得更具体。报告的消息让他崩溃：癌症又回来了。布朗知道这代表着什么：他得再经历一回合的化疗，或是有可能还要再接受一次骨髓移植。光是想到又要重新来一次这折磨人的手术，就已经是一记重击。他只有默默地跟家族中坚强的女性、他的外婆讲这件事，心里知道这个消息总有办法逐渐流向家中其他人。他心里想："一切又要开始了。"圣诞节静静地来了，又静静地走了。

在布朗体内，有些癌细胞躲过了一年前进行的放射线和骨髓移植治疗。现在，这些癌细胞又不受控制，再次增长。如果化疗没办法消灭所有的癌细胞，癌症就会复发。布朗患上的癌症是急性骨髓性白血病（AML），会在骨髓里迅速长出畸形的白细胞。癌症让身体出现大量不成熟的白细胞，这些过剩的细胞称为原幼细胞。以骨髓移植治疗 AML，通常都能成功让癌症消失。布朗很害怕：癌症复发这件事，是个很糟的征兆。

布朗回到柏林时，既悲伤又孤独。现在他能感受到许特尔和其他医生的态度转变。虽然他在爱达荷州进行的血液检测是个让人担忧的征兆，不正常的原幼细胞数量显示他的白血病复发，但正式的诊断必须等他进行骨髓穿刺手术后才能确认。这种手术是将一根针放进骨头里面，取出骨髓中少量的液体和细胞。

许特尔看到骨髓穿刺的样本后，发现里面充满原幼细胞，确切断定白血病已经复发了，而且更糟的是，白血病还变本加厉：原幼细胞现在不仅出现在布朗的骨髓里，还出现在淋巴结中。第一次干细胞移植让人激动，许特尔也满是乐观的期望，相信他们能够让布朗痊愈。不过，随着他的白血病复发，大家的心情都变了。在首次移植之前，布朗活 5 年的概率有 25%，但现在随着病情加重，这个概率只剩不到 11%。许特尔坐在柏林的一家小咖啡馆里，回想那个可怕的时刻，脸色都变得沉重。他说，那有如"被判死刑"。

从许特尔的观点来看，这个命运的转折也让他备感痛苦。第一次干细胞移植手术之后，他为布朗能如此快速地复原并重返正常的生活感到高兴。更令人感到吃惊的是，从天生能抵抗

HIV 的捐赠者移植骨髓的效果。他们发现仅仅在移植两个月后，布朗体内的每个可辨识细胞都表达了 Delta32 突变，该突变阻绝了 HIV。此外，不可置信的是，在干细胞移植手术之后，布朗体内的病毒消失了，而且重要的是，病毒没有再回来。这一点尤其令人印象深刻，因为在移植之前，布朗体内的病毒量非常大：每毫升血液中有 10 亿个病毒。1 毫升是非常小的容积，差不多要 5 毫升才能填满一茶匙。多数的 HIV 患者血液中并没有如此极端大量的病毒，因为他们有服用能控制病毒量的抗病毒药物。但布朗在诊断出白血病之后，基于伴随化疗而生的毒性并发症，他必须停止服药。一旦他停止服药，病毒就会不受控地生长，复制出极大规模。但干细胞移植之后，却检测不到病毒了。病毒量从每毫升 10 亿个，下降到一点也不剩。

当时布朗尚未重新开始抗病毒治疗，这使得病毒消失这件事更令人惊讶。他的免疫系统在没有外援之下抑制住了病毒。他的 T 细胞数量也一样，虽然仍在起起伏伏，但状况似乎越来越好。许特尔知道现在庆祝还太早，还有很多问题可能会发生，但是他无法克制住兴奋。这些关键的临床参数很显著，而且前所未闻。

布朗早就从先前的经验得知，如果他停止服药，就会像大多数感染 HIV 的人一样，体内的病毒水平又会升高，然后他的 T 细胞会被杀光。从天生能抵抗 HIV 者身上移植干细胞能够改变这个趋势，就算治疗最终没有治愈疾病，但这件事仍具有革命性。许特尔向他在柏林夏里特医学院附属医院的同事证明，他们可能将患者的基因型转为与天生能抵抗 HIV 者的基因型相似。这一疗法能让体内的病毒一直下降到检测不到的程度，并开始提升 T 细胞的数量。当然，他无法证明更具侵略性的 HIV 病毒株（利用 CXCR4 复制的病毒）不会入住并占领布朗的身体。Delta32 突变没办法保护布朗对抗这种状况，布朗体内会发生什么，许特尔只能等待。虽然感染性疾病专家警告他，利用 CXCR4 复制的病毒株将会掌控一切，但许特尔身为一名几乎没有研究经验的肿瘤学家，深信这种情况不会发生。对一名之前从未治疗过 HIV 患者的医生来说，这是一个大胆行为。与感染性疾病专家的做法不同，许特尔没有打算征召大批患者来进行大规模的临床试验。像耶森一样，他纯粹认为替个人量身打造治疗方法会是个机会。

但任谁都心知肚明，布朗新获得的抵抗 HIV 的能力并没有办法让他幸免于癌症，许特尔也不例外。布朗也许能打倒血液中的 HIV，却无法阻绝癌细胞。这是最残忍的讽刺。

圣诞节时，布朗的癌症复发了。两个月后，他接受了第二次干细胞移植。这次移植被视为一个分野，肿瘤学家针对他是否该接受二次移植分为两派。他接受化疗或二次干细胞移植的生存概率大致相同，都是 11%。就像第一次移植一样，第二次移植也是要在让同一名对 HIV 有抵抗力的捐赠者重新捐赠，与让布朗准备好接受移植之间取得平衡。移植前 5 天，布朗住进医院开始调理疗程，这是一种要吃好多种不同的药来压制免疫系统的疗程。给药的种类因医生和医院而异，但原理就是要抑制免疫系统，这样患者和捐赠者的细胞才不会互相攻击。

除了药物以外，布朗还要接受一次全身的放射性治疗。通常这一治疗会在患者接受干细胞移植之前进行，是为了清除所有癌细胞，并帮助抑制免疫系统。

这一切让布朗感到既厌恶又疲倦。干细胞移植前几天，同一名匿名捐赠者也开始服药。这些药与布朗吃的药正好相反，作用在刺激捐赠者的骨髓制造更多细胞。他在家自行服药，为重要的一天做准备。他不认识布朗，更不知道他是治疗 HIV 的一种全新思路的一部分，但他知道他在拯救某个人的生命，而且是第二次。

第二次干细胞移植之后，布朗的复原状况很不一样。不像第一次移植后复原得又快又好，他的健康状况剧烈恶化。他得了严重的失忆症，也无法移动双脚。好像哪里出了严重的毛病，却没人知道是怎么一回事。他们做了计算机断层扫描（CT），看看布朗是否有手术造成的内部伤害，导致他奇怪的神经性症状，但结果是正常的。他们从这些额外的检查中发现了快速分裂的细胞，那是白血病复发的确切信号。

许特尔回忆说，当时他相信"布朗的存活率是零"。他硬着头皮去向布朗的家人和朋友解释状况，他判断布朗只能再活一周。

与此同时，布朗变得神志不清。医生将他的组织样本与干细胞捐赠者的组织样本做更进一步的分析，出现一个令人震惊的转折。许特尔和柏林夏里特医学院附属医院的肿瘤学家发现那些让布朗被诊断出白血病复发的分裂细胞，竟然来自这位匿名捐赠者。他们吃惊地发现这位因其天生能抵抗 HIV 而被选中的捐赠者，事实上体内具有之前没有被诊断出来的癌细胞。对这位捐赠者来说，这是个令人不安的消息，但讽刺的是，这对布朗来说却是好事。不像 HIV，白血病不会传染，它不会由捐赠者传给接受者，布朗的白血病没有复发。但即使白血病没有复发，布朗也没有好转，而且他的状况正在恶化。

情况变得更加难以理解。布朗出现一连串奇怪的神经性和生理性症状，与骨髓移植的副作用并不符合，而医生找不到原因。他们对布朗进行了任何能想到的检查：HIV、其他病毒、细菌、真菌，没有任何一项符合。于是他们开始提出一些复杂的理论：或许是几十年来的 HIV 感染导致脑部受损，然后突然间受损加速了？又或许是全身放疗后意想不到的副作用？当他们争论不休时，布朗在病床上变得更加虚弱。为了要弄清真相，并希望挽救布朗的生命，柏林夏里特医学院附属医院的医生决定对他的淋巴结和脑组织进行活检。这是另一项手术，完全针对他的脑部。

他们发现，在他骨髓移植后不久进行的那次较早的脑部活检时，脑周黏膜意外撕裂，使大脑这一敏感组织暴露在空气中，导致脑脊髓液漏入体内。布朗奇怪的神经性症状，90%是由这次撕裂造成的。他们马上进行手术来修补布朗脑部的撕裂伤。

2008年底，布朗早已精疲力竭。他接受了第二次干细胞移植，然后被告知他的白血病复发、可能会死，之后大家又告诉他这一切都只是误诊。因为脑部的撕裂伤，他有一连串难以解释的症状，然后接受了三次脑部手术。经历了这一切，布朗不再是他自己；他被转入柏林夏里特医学院附属医院隔壁的重度脑部受损中心，他躺在床上，无止境地看着电视。他大小便失禁。他无法区分左右脚。他拄着拐杖时能走一点路，但走不远。他的视力模糊。他不过是之前那个生气蓬勃的自己的阴影。对布朗周围所有人来说，他不会活太久。整个过程中，卢卡斯照顾着他的前男友，换作其他人恐怕早已离他而去。布朗越来越虚弱，他的母亲之前只是断断续续地来看他，但现在她则是能待多久就待多久。贴心的卢卡斯，让她住在他之前与布朗同住的公寓里。某个天气阴沉的日子，卢卡斯接到了他一直以来最害怕的电话。医生告诉他："就这样了，布朗活不久了。"卢卡斯开始啜泣。他含着泪，告诉布朗母亲这个消息。她冷静地回答：

"我想这是上帝的旨意。"她是个虔诚的女人，相信布朗的生命掌握在上帝手中。听到这些话时，布朗很受伤，卢卡斯则感到愤怒。

无论如何，其他人很快就会说，上帝正对布朗微笑。他的命运即将改变。

19
"我们可能已经消灭 HIV"

哈恩已经中断抗病毒药物几乎一年。现在德国是 10 月，正值来自世界各地的游客前来参加慕尼黑啤酒节的时刻。柏林的街道被庆祝活动占满。这一头，哈恩却感到紧张。几个月来，他一直在验血，但今天他们要插一根针到他的淋巴结里，看看 HIV 有没有藏在那里。

对耶森来说，最近这几个月感觉太不真实。哈恩一直准时回诊，规律地回来抽血。哈恩说他觉得自己是健康的，他确定 HIV 已经从他体内消失。这似乎是真的。即使用高敏感 PCR 检测，在他的血液里也只检测到微乎其微的 500 个病毒，除此之外，几乎检测不到病毒。

还有其他征兆显示哈恩已经战胜了 HIV。在健康人的体内，指挥 T 细胞和突击 T 细胞几乎是一样多的，比例是 1：1。健康人的指挥 T 细胞数量比例会在 1 到 4 之间，AIDS 患者则会降到低于 0.5。这么低的比例意味着免疫系统出现了问题。随着指挥 T 细胞逐渐减少，免疫系统甚至无法辨识哪些细胞感染了 HIV，更不用说瞄准再消灭它们。医生通常以指挥 T 细胞和突击 T 细胞的比例来评估 HIV 感染者的健康状况。

哈恩在 1996 年 6 月开始治疗的第一天，他的指挥 T 细胞和突击 T 细胞的比例是 0.52。他在感染初期的比例就这么低，显示当时他的免疫系统已经在挣扎。令人惊讶的是，即使他提早终止治疗，这个比例仍缓慢上升。他第一次开始治疗的两年后，也是他停止治疗一年半后，他的比例是 0.87，完全在未感染 HIV 的健康人的正常范围内。和增加的比例一样，同一时期指挥 T 细胞的数量也增加了一倍多。

同时，在哈恩血液内的初始 T 细胞数量也从低量的 24% 回到正常的 49%。初始 T 细胞是还在训练的军官，刚从胸腺里成熟，开始在人体内巡逻，搜寻入侵者。初始 T 细胞和记忆 T 细胞相反，记忆 T 细胞正面迎接入侵者，并且将之记忆下来。这些记忆细胞接受作战训练，因此"活化"，这代表它们随时准备好与免疫系统的其他细胞一起计划进攻。哈恩的身体夺回初始 T 细胞库，显示病毒不再掌控他的免疫系统，这是令人兴奋的征兆。

耶森打电话给利西耶维兹，告诉她哈恩停止治疗数个月后，他体内仍然检测不到病毒。一开始她不相信他的话，她觉得一定是哪里出了错。最后，随着耶森一通又一通态度坚定的电话，利西耶维兹飞去了德国。她看着耶森的数据，依旧觉得不可置信。他给她看的东西根本不可能发生。

然后，她略带迟疑地大声说："我们可能已经消灭该患者体内的 HIV 了。"

耶森和利西耶维兹都知道，如果他们要证明这位患者的 HIV 真的被清除了，他们需要重量级的伙伴。他们需要 HIV 界的大人物，这样的人有方法和特权向世界证明有一位患者已经被治愈。利西耶维兹第一通电话就打给鲍勃·西里西亚诺。他是约翰霍普金斯大学医学院的医学博士，曾于 1997 年在《科学》上发表了一篇具有高度影响力的论文。那时他与同事一起开发出一种新的方法来检测静止 T 细胞中的 HIV。静止 T 细胞就像它的名字一样，不同于其他 T 细胞，它们并不活跃。血液内大约有 95% 的 T 细胞都处于静止，等待外来者的到来，促使它们开始行动。

因 HIV 喜欢躲在静止 T 细胞里，检测这些细胞内的病毒量对评估 HIV 疗法的效力来说是一项重要的测试，这是因为清除血液里的病毒不足以治愈一个人的 HIV。这个事实在 20 世纪 90 年代中期，当新的抗病毒药物被证实出奇有效时，变得更确定。许多患者在服药的数个月内，血液内高量的 HIV 消失得无影无踪。科学家希望这些药物足以将体内的病毒一扫而空，这样患者就不用终生服药了。西里西亚诺1997年的论文打破了这些希望，他的研究显示：即使抗病毒疗法将血液内的 HIV 降至难以检测的程度，但病毒仍然躲在静止 T 细胞里。这些细胞是完美的藏身处，因为它们可以蛰伏数年，甚至数十年，免疫系统侦测不到，抗病毒疗法也无法触及。病毒稳稳地安插在我们的 DNA 里，等待时机。当治疗停止，它可以再一次掌控免疫系统。西里西亚诺的论文证明躲在静止 T 细胞里的病毒量减少的比例与一个人接受的治疗并不一致，所以接受抗病毒疗法的时间长短一点也不重要，抗病毒疗法永远不会将病毒完全消灭，至少凭它自己是不可能的。

显而易见，这份报告正是耶森和利西耶维兹需要的，用来证明他们的患者不一样：他接受的特殊疗法已经将他体内的病毒消灭干净。西里西亚诺从没有遇到过一个他无法在体内检测到病毒的 HIV 感染者，这会是一个终极挑战。耶森将哈恩的半升血液，大约是 1 品脱牛奶的量，寄到西里西亚诺在巴尔的摩的实验室，然后提心吊胆地等待着。

西里西亚诺的团队发现了前所未有的事。他们在哈恩的血液里检测不到任何病毒，他的血液就像从没感染过的人的血液一样。当然每个人都知道实验必须要重复数次，而这只是一次的结果，但……这仍然是个奇迹。

下一步，耶森和利西耶维兹需要验证哈恩的淋巴结里是否还有 HIV。淋巴结是小小的青豆状器官，分布在我们全身。当我们感冒时，会感觉到这些微小器官的存在（通常在下颚），它们会肿胀，让人不舒服，这是免疫系统启动并开始运作、对抗感染的征兆。对身体来说，淋巴结的作用像是过滤系统，专门过滤外来物。数百万个白细胞集中在每个淋巴结里，这个地方是免疫系统反击的最佳舞台，也是 HIV 繁殖和摧毁人体最好的环境。就像偷袭军营一样，患者开始抗病毒治疗，血液中检测不到病毒的时候，淋巴结中仍然潜藏着病毒。最终，当病毒在淋巴结中繁殖到足够高的水平时，便开始破坏器官，用一块结痂组织取代复杂的原生结构。这样一来，它便有效地切断了器官和免疫系统其他部分的联系。耶森和利西耶维兹知道，如果淋巴结还完整的话，就能解释哈恩的体内为何没有病毒。他们致电给塞西尔·福克斯，一位同样住在马里兰的研究者。他刚发表了一篇检测淋巴结内 HIV 的重要论文，是这个领域的领军人物。

福克斯检查了哈恩的淋巴结之后，发现结果十分复杂。淋巴结是完整的——对抵抗这种善于摧毁人体的病毒来说，这是身体的一项胜利。然而，福克斯可以检测到"HIV 的痕迹"。虽然大多数的方法无法检测到淋巴结内的 HIV，但福克斯因其精密的仪器和丰富的经验，即使量少到无法量化，仍能够看到些什么。福克斯是这个领域中的权威专家，耶森和利西耶维兹没有立场质疑检测结果，因此决定要对淋巴结重新采样。同时，他们将哈恩另外的半升血液送往西里西亚诺的实验室，再一次在静止 T 细胞这个众所周知的病毒窝内找寻 HIV。

　　基于如此显著的初步结果，西里西亚诺的团队重新设计了他们的实验，让它的敏感度比原本要高出 5 倍，能在 100 亿个 T 细胞里检测到一个受感染的记忆 T 细胞。这项革命性技术多少有点像是对哈恩免疫系统的致敬。他们的努力成功了，西里西亚诺的团队在哈恩的静止 T 细胞里找到了潜藏的病毒，尽管数量非常少。西里西亚诺发现，哈恩体内只有不到十亿分之一的细胞藏有 HIV。更重要的是，他们发现病毒没有改变。没有新的突变意味着病毒没被免疫系统破坏。跛脚病毒是从 HIV 控制者身上记录到的一种现象，在 HIV 控制者体内，免疫系统施予病毒太大压力，让病毒加剧突变来躲避免疫系统的攻击。HIV 控制者体内这些经历巨大突变的病毒是没有办法再复制与增生的。它们有效地突变成一个防护罩，被对它们来说太聪明的免疫系统围堵。但哈恩的状况不同。当他体内的病毒被养在培养皿时，它们能够正常生长。那么为什么它们不会在他体内生长呢？

　　接着谜团更深了。几个月之后，也就是哈恩接受第二组淋巴结采样后，福克斯发现每 44 亿个细胞里只有 3 个藏有 HIV。为什么哈恩的细胞里，藏有如此微小、几乎无法量化的病毒，而病毒又没有涌入他的血液中？利西耶维兹知道这一定是因为某种免疫反应的关系。她决定打通电话给以研究 HIV 的免疫反应特征而闻名的人：布鲁斯·沃克。

沃克是个研究者，早在 1996 年就发表了数篇探究突击 T 细胞如何瞄准并消灭 HIV 感染细胞的论文。他也有一小群被 HIV 感染但没有症状的研究对象。在这一小群 HIV 控制者中，他发现了一件值得注意的事：他们的突击 T 细胞高度活跃以抵抗 HIV。沃克开发了一套实验，来测试这些突击 T 细胞抵抗 HIV 的强度和精准度。利西耶维兹知道这套新颖的实验是用来理解哈恩为什么可以控制病毒最好的工具。如果他的身体不是通过基因优势来调控免疫系统攻击破坏病毒的，那么这个谜团的可能答案就在他接受的特殊疗法里。耶森和利西耶维兹假设，可能是他们给哈恩施予的强烈而及早的治疗，足够将病毒压制，让免疫系统发动攻击。

沃克接到利西耶维兹的电话时，他吓住了。这正是他一直以来等待的案例。他相信及早且高强度的治疗会是答案，这是一条通往消灭病毒的路。他不过是在等待一个适合的临床案例来支持他的理论，并替新的临床试验铺路。HIV 研究者几乎不使用"治愈"这个词，它的含意如此重大，随意乱用会显得很鲁莽。但是要如何形容哈恩的经历呢？他感染了 HIV，接受了及早且高强度的治疗，然后再也不用接受治疗了。无论从哪点来看，他体内的病毒都已经清除了。跟利西耶维兹讨论后，沃克寄了十几封信给朋友和合作伙伴。这个展现 HIV 疗法力量的全新案例让他兴奋无比，他迫不及待地想要拿到从柏林直送的、哈恩的突击 T 细胞。

当时，没有一家公司愿意冒着运送 HIV 阳性样本的风险，于是沃克派了一个人亲自飞去柏林取回珍贵的细胞。他派的是艾丽西娅·皮乔卡－特罗查，一位自愿花费他毕生研究职涯待在沃克身旁工作，并且有条不紊地管理实验室的技师。皮乔卡－特罗查将细胞带回了波士顿，并着手实验。沃克开发这套实验时，皮乔卡－特罗查还在受训中。实验叫作酶联免疫斑点测定（ELISPOT）。酶联免疫斑点测定与 ELISA 一样，是用来检测免疫系统辨别 HIV、制造对抗病毒的抗体的能力。这个实验不是要寻找抗体，而是检测突击 T 细胞辨识和杀死特定 HIV 片段的能力。透明的 96 孔板被微小的 HIV 片段填满，这些片段是从病毒各个部位提取而来的。他将哈恩的突击 T 细胞以不同浓度加到每个凹槽里。当突击 T 细胞和 gag 基因（病毒的一个关键结构组成，让病毒内部维持完整）的一部分接触时，突击 T 细胞会展开行动。细胞会释放出干扰素-γ（IFN-γ），这是一种称为细胞因子的小型蛋白质。这种微小的蛋白质能够和其他细胞交流，而且它是一种有效的抗病毒剂。干扰素-γ 能够明确地辨识出病毒的双链 RNA，然后吸收所有杀死受感染细胞所需的分子和途径。当哈恩的细胞因应特定的病毒片段而释放干扰素 - γ 时，它会和 ELISPOT 板上的二级抗体结合，将释放细胞因子的细胞变成蓝紫色。这些特定的凹槽变成了圆点爆炸的模样，紫色圆点数量的多寡显示 HIV 驱动免疫反应的强度。然后皮乔卡 - 特罗查将孔板放到一个能查看每个凹槽并计算紫色圆点数量的读取机器下面。针对 HIV 那些称为 gag 基因的部位，有超过 2000 个细胞释出干扰素 - γ。这是细胞对病毒壮观且强力的反应。

最终，耶森替他这位犹如奇迹般的病人给出了解释。哈恩的突击 T 细胞能够发动一种异于寻常的有力攻击。哈恩为什么可以携带病毒，但病毒无法驻足他体内的情况总算变得合理了。他的免疫系统可以控制病毒。沃克为这个消息感到兴奋，这位患者接受及早治疗，而他现在的免疫系统看起来就和沃克那些非凡控制者的免疫系统一样。他向利西耶维兹谈到这些数据时，不太确定该怎么称呼这位柏林病人。为了保护哈恩的隐私，沃克不曾知道哈恩的名字。最后，沃克决定要继续用"柏林病人"这个称呼，这是一个会跟随着科学家，一路渗透到科学界、HIV 权益团体，最终到达媒体的名字。

我们必须注意的是，ELISPOT 就像大多数的试验一样，是不完美的。想要在仅能容纳比 1/10 茶匙还少的液体凹槽内，复制犹如人类免疫系统一样精密的相似物是不可能的事情。你会发现描述试验时没有一处提到一个重要角色：指挥 T 细胞。而我们也无法确定干扰素 - γ 对 HIV 的免疫反应有多重要。但是，尽管有这些保留，ELISPOT 仍然是检测患者对病毒的免疫反应强度最有效和常用的一种方法。这个试验很清楚地显示出，哈恩的突击 T 细胞对 HIV 感染的辨识与反应能力与大多数人并不一样。

准备了令人雀跃的个案研究、有力的数据，以及全明星阵容的 HIV 研究学者，耶森开始筹备论文。他收集了来自多位合作者的数据，以及自己治疗哈恩的数据。他写了一篇小论文，把它寄给了利西耶维兹，并认定自己会是第一作者。他的认知相当合理，毕竟哈恩是他的病人，他是决定要将这个受安德鲁启发而发展出来的实验性疗法进行试验的人。他整理数据，并写了这篇文章。

在科学界，作者身份是珍贵的荣耀。论文的第一作者通常是对研究贡献最多的人。第一作者基本上是整个计划的发起人，他设计实验，并执行实验。第一作者孕育计划就像孕育婴儿一样，将一开始的构想变成真实的整套实验，然后是整组分析好的数据，最后发表成论文，供全世界的科学家和记者阅读。末位作者，或是资深作者，基本上是赞助计划的人。资深作者通常协助诠释实验结果并校订论文。列在第一作者和资深作者之间的则是每一个为计划工作的人：技术人员、研究生与共同研究人员。即使是名字也有阶级，由功劳最多到最少依次排列，但有个特殊位置，是保留给"倒数第二位"作者的。在一篇论文中他的角色就像资深作者一样。这些角色可以更动：有时候第一作者和资深作者做得多，有时候较少。无论如何，阶级很重要。一位科学家拥有多少第一作者或资深作者的头衔将决定他获取教职、得到终身职位，以及资助的能力。

每个人都想当第一作者。这篇论文的情况也不例外。因为这篇论文是交给《新英格兰医学期刊》发表的，竞争尤为激烈。当第一作者已经很了不起了，若是能在这么重要的期刊中担任第一作者更是个难得的机会。很快，魔爪就伸了出来。每个人都渴望第一作者的头衔：利西耶维兹、沃克，当然还有耶森。回忆起争夺作者身份的战争，利西耶维兹说它"令人伤心"。那时她认为自己应当是第一作者。她统筹共同研究人员，让大家了解哈恩的身体里发生了什么。起初也是她让耶森测试羟基脲。沃克对论文上的作者身份也感到不满，虽然他关于谈判的记忆有限。

最终，耶森被踢出第一作者的位置，这个位置给了利西耶维兹，耶森则被推到第四位。对于开始一项冒险试验、招募病人，进行最关键试验，并撰写论文的科学家来说，这是一个出乎意料的位置。一些参与整个过程的人认为将耶森摆在论文的第四作者非常不公平。导致他被放在这个位置的一个可能原因是，耶森原本是位医生，而不是科学家。正因为如此，相较于其他参与的科学家，主张作者身份对耶森而言比较没那么重要。毕竟耶森的薪水来自病人和保险，而不是珍贵的资助金。

作者身份确定了，哈恩的故事于 1999 年 5 月在《新英格兰医学期刊》上发表。论文的第一行写着"一位将以'柏林病人'闻名的病人，在感染急性 HIV 之后很快地接受治疗"。随着这些字句，柏林病人的故事传播开来，蔓延到全世界的研究实验室，并点燃了许多和病毒共存的人的想象。

20

无法振奋人心的康复

2008 年，布朗起死回生。当他的医生、朋友，还有家人，每个人都觉得他会死的时候，他却开始康复了。他原本是棵整日卧床的"植物"，现在他想出去走走。医生修复了他撕裂的脑黏膜后，他慢慢地恢复了正常的活动力。几周内，他就从濒死状态回到康复中心。在那里，他还是一个人，没有朋友。他凭着模糊的视力和虚弱的双腿，在医院周围游荡。在附近，他发现一家他喜爱的意大利餐厅，常常独自在那里用餐。他的正常生活慢慢拼凑了起来。卢卡斯因为他的康复而大大松了口气，他常常带着他的新男友来看布朗。

日子就这样继续下去。布朗什么都不记得，脑袋一片空白。他没有工作，未来似乎也不会有。他庆幸自己住在德国，因为德国 26.7% 的国内生产总值是直接导向公共福利系统的。与美国（15.9% 的国内生产总值导向社会福利计划）相比，这是世界上最合理的公共福利系统之一。布朗靠着德国政府提供的微薄月津贴和免费医疗照护活了下来。

许特尔准备向其他科学家展示布朗的数据。过去一年，从布朗第一次移植手术开始，许特尔已经组建了一个共同研究团队，每个人都想要分析布朗的细胞。他们表现得很团结，医院的各个部门都为了这位独一无二的病人献出他们的时间和资源。他们对藏在布朗细胞内的病毒进行了测序，并测量布朗体内产生的 HIV 特异性抗体。

在这紧凑的一年里，许特尔一步步实现了他对布朗的期盼。每次回诊带来的都是同样的消息：检测不到病毒，而且 CD4 T 细胞数量稳定上升。这真是太好了。但是，一路上仍有些崎岖。第一次移植手术 5 个月后，布朗接受直肠活检时，许特尔最害怕的事情发生了。他们在活检所收集到的一撮撮细胞里，发现了表现 CCR5 的巨噬细胞，这与他们在血液里发现的恰好相反，布朗的血液里 100% 的细胞都是 CCR5 阴性，并且对 HIV 有抵抗力。这是一个凶兆，代表治疗方法无效，他们没能用抗 HIV 捐赠者的 Delta32 突变细胞来置换所有布朗表现 CCR5 的细胞。更糟的是，这些细胞都在肠道里，肠道是孕育 HIV 的温床。许特尔再一次感到气馁。说来也怪，在同一撮活检细胞里的 CD4 T 细胞为 CCR5 阴性。

接着是更糟的消息。布朗肠道的深度测序分析显示有利用

CXCR4 复制的病毒存在。灾难来了。感染性疾病专家曾告诉许特尔这种情况可能发生，HIV 会绕过阻挡 CCR5 的门锁，然后用另一个受体，也就是 CXCR4 取代 CCR5。许特尔耐心地等待，他一心认为利用 CXCR4 的病毒会取而代之，甚至变得比原本的病毒还要强。

虽然许特尔等了很久，但病毒没有回来，新的利用 CXCR4 的病毒也没有取而代之。这完全不合理。难道布朗的身体能自己控制病毒了吗？布朗身体其他地方的细胞一直维持着阴性，也检测不到病毒，而且在第一次干细胞移植手术之前数量几乎是零的 CD4 T 细胞，也开始增长，渐渐攀升到了如从未感染过 HIV 的人那样正常、健康的程度。毫无疑问，布朗现在可以控制曾经潜伏数十年之久、日渐加剧的病毒感染。许特尔冒险的、非传统的实验成功了。

许特尔在一场小型的血液学家会议上报告了他的数据。他的数据没得到任何响应。许特尔不意外，他知道会这样。他知道像他这样的血液学者不会对布朗的案例感兴趣。他必须将数据带给感染科医生和 HIV 研究人员。他知道这些人不会如此轻视他的数据。他兴奋地提出申请，想要在逆转录病毒和机会性感染大会（CROI，HIV 研究人员所有盛大会议中的一场）上发表演讲。他知道这位特别的病人会吸引那些对新疗法感兴趣的人的目光。

同时，许特尔决定将他的发现详细地写下来。他整合数据，并完成了原稿。就像耶森的论文一样，一场作者身份的争夺战接踵而来。移植科主任埃克哈德·蒂尔虽然很晚才加入研究，却得到了资深作者的位置。他取代了原本被认为应该是资深作者的沃尔夫·霍夫曼。论文以写着"霍夫曼医生和蒂尔医生对此文有同等贡献"作为补偿。战争并没有就此结束。这是柏林夏里特医学院附属医院在《新英格兰医学期刊》上首次发表论文，能在这么有名的期刊发表论文让每个人都变得有点疯狂。整间医院的医生都突然冒了出来，要求在论文上署名。有位不喜欢许特尔的医生还质疑许特尔的第一作者资格。当这位同事的质疑没有得逞时，他甚至威胁要将许特尔的名字从原稿上移除。

在这一切疯狂之中，许特尔投出了他的论文。这是一段激动人心的时刻，因为这是他第一次写研究论文。这不仅是他深感骄傲的作品，而且还投稿到了该领域的顶尖期刊。当他收到评审的评论时，他更兴奋了。学术文章一定是通过了第一阶段的核准，才会进入同行评议。文章会交给该领域的其他专家，他们会匿名指出论文的优点和缺点，然后推荐或拒绝期刊刊登这篇文章。虽然评审团展现出明显的兴趣，但最终还是要由期刊的编辑来决定。

许特尔不知道的是，他进入整个审核程序时，其实是缺手缺脚的。耶森那篇关于第一位柏林病人的论文可以这么快被审核通过，其中一个原因是他的合著者。评审团喜欢看见他们认得的名字，这让他们信任正在审定的数据。许特尔在 HIV 领域没有任何成果，也没有该领域的合著者，他只是个外来者。而且，他的数据很具煽动性，因为之前从没有过像这样的案例。谈到数据的说服力，评审的评论很正面，但没给编辑留下深刻印象。许特尔没有 HIV 研究领域的背景，编辑认为他不能发表一篇无名小卒写的文章，对期刊来说太冒险了。

许特尔决定以短篇论文的形式重新投稿。这样的方式能降低期刊的信誉风险。因为短篇论文的责任完全在发表人身上，而不是出版者。对科学期刊来说，短篇论文不是草草记下的通联记录，它们本身就是经过高度琢磨、同行评议后的文章。它们有很高的威望。让许特尔很沮丧的是，编辑也拒绝了他的短篇论文。

就在许特尔被拒绝之际，逆转录病毒和机会性感染大会的主办人告诉他，他没机会发表演讲。取而代之的是他可以用海报的形式呈现他的数据。这又是一次打击，因为虽然研讨会的海报发表场次有其价值，但不像发表演讲那样具有影响力。这显现了 HIV 研究领域多么不重视布朗的案例。许特尔感到难以理解。他已经证明，通过移植抗 HIV 捐赠者的干细胞，能让布朗体内的细胞变成精实出色的 CCR5 阴性机器，足以拒 HIV 于门外。他将布朗这么一个服药 10 年的 HIV 感染者变成已经一年多不用服抗病毒药物的人。为什么 HIV 研究领域对此不感到兴奋呢?

许特尔在 2008 年带着那张标题为《借由同种异体 CCR5-△ 32/ △ 32 干细胞移植治疗 HIV-1 感染:一种希望疗法》的海报,前往波士顿参加研讨会。他用词很小心,完全没提到"治愈"。他只是暗示这样的试验结果可能是 HIV 阳性患者另一种治疗疾病的选择。在波士顿那个飘着雪的午后,许特尔在偌大的会议厅里,独自站在他的海报旁边。在他的海报正旁边的,就是来自纽约的沃克和他的合著者的海报。这张讲述如何转换突击 T 细胞使其具有 HIV 特异性的海报,得到了首奖。观众围着海报,一直提出热切、兴奋的问题。而一旁,许特尔的海报则乏人问津,看起来没人对他的病人感兴趣。

正当他在研讨会的经历不能更糟的时候,许特尔参加了一场演讲,对他的研究产生了令人感到忧心的影响。演讲中,一种新药的试验结果发表了,这种药物叫作马拉维若。马拉维若的设计原理在于模仿 Delta32 突变,它会落在 T 细胞的顶端,保护性地阻绝 HIV 利用 CCR5 进入细胞。虽然这种疗法和许特尔的干细胞移植是不同的方法,但它们利用的是同样的原理。因为该研究只针对特定病人群体,它的结果有些令人失望。许特尔惊讶地发现,服用马拉维若的 HIV 患者里,64% 的人的 HIV

从利用 CCR5 的一般病毒转变成利用 CXCR4、且更加凶狠的病毒。这个情况很危险，利用 CXCR4 的病毒只会让病人加速发展成 AIDS。许特尔对该研究的言外之意牵涉布朗的案例而感到忧心。即使他成功地让布朗对他体内的 HIV 具有抵抗力，但病毒看似会另找出路。

许特尔带着一颗沉重的心回到德国。布朗可能会死在柏林，HIV 研究领域也不把他的研究当一回事。他不能发表研究结果。他又要回到糟糕的医院。他握在手中的，是证明他有效治愈一位感染 HIV 的人的数据，但他当时并不知道。他只觉得未来毫无希望。

PART IV

治 愈

越是独创的发现，事后看起来就越是平淡无奇。
—— 阿瑟·库斯勒《创造的行为》

21
临床试验

　　看到头条，耶森震惊了。《艾滋病治愈首例？》的标题张扬地横越在柏林小报 *B.Z.* 的页面上。内页的图片更是夸张：一个男人假扮成柏林病人，脸被医用口罩遮住，手术帽压得很低。耶森治疗某位患者的照片，以及他诊所的外貌，都被大肆刊登出来。报道描写哈恩的案例，称他为柏林病人，并指出他被治愈是多么不同凡响的一件事情。耶森并不高兴，他一直小心地避开使用"治愈"一词，小报描述哈恩的故事实在太过耸动。过去一年，这位年轻的家庭医生经历了一场成名风暴。他早已被无数的新闻媒体访问过，包括《纽约时报》和《新闻周刊》。而正是这最后一篇访谈，让他和他在《新英格兰医学期刊》所发表的那篇论文的其他共同作者之间的关系变得更为紧张。

　　那篇刊载于《新闻周刊》上的访谈原本应该占整个版面，有足够的空间提及参与此计划的所有合著者。尤其更该提到利西耶维兹和洛里（洛里为该篇论文的资深作者）几年前成立的新机构。新研究机构的资金紧张，大部分机构严重依赖私人企业的捐款，比例超过政府基金。借由这位柏林病人，利西耶维兹和洛里能趁此大好机会，提升他们那个草创机构的形象和资本。他们对耶森施压，要耶森在《新闻周刊》的访谈中提到该机构。耶森确实乐意配合，且在访谈中提及了项目的所有参与者。他尤其强调了洛里和利西耶维兹的机构在此项目中的重要角色。

不幸的是，有则更重大的新闻在访谈文章付梓之前发生了。当时科索沃战争激化，使得先前专门报道耶森和柏林病人的版面被迫重新安排。原本的全页文章变成了单一段落，字里行间完全没提及任何一位合著者。原本密切的合作关系受到冲击，对话演变成愤怒叫嚣。耶森和利西耶维兹之间通过柏林病人牵线的友谊永远地破灭了！

此一关系的破裂，对于进一步推动羟基脲疗法而言，将产生重要影响。整个团队正如履薄冰地准备进行临床试验。继论文发表于《新英格兰医学期刊》之后，每位科学家对于如何将治疗柏林病人的成功经验转换成可行的疗法，似乎各有各的见解。

一方，沃克相信疗法本身并不重要，重要的是治疗的时间点。假使他们能够在患者刚感染 HIV 后不久，尚未出现病征前就能辨识出感染者，然后使用强剂量的抗病毒药物打击病毒，于是他们便极有可能打倒病毒。接着，停药之后，即使病毒重新发威，免疫系统仍能在病毒站稳脚跟前随时准备抗战。
沃克的想法源自他的一小群急性染病患者，他与他的同事埃里
克·罗森保曾在麻省总医院为他们进行过治疗。当时这两位医
生诊断出三位刚感染 HIV 但还没出现症状的患者，并积极施予
抗病毒药物治疗。在治疗前后，他们抽取患者的血液，将白细
胞从血液中分离出来，用纯化的 HIV 予以刺激。他们接着测试
专门针对 HIV 的 T 细胞反应，尤其是指挥 T 细胞。当将这群患
者的细胞反应数据与非凡控制者和感染 HIV 数十年的患者（慢
性 HIV）的数据进行比较时，他们发现这群急性患者体内的指
挥 T 细胞抵抗 HIV 的能力与非凡控制者的指挥 T 细胞的能力不
相上下，而两者皆远高于慢性患者。

　　当他们绘制数据，并且将此数据对应到每位患者血液中的
病毒量时，数据呈现一个完美的曲线。指挥 T 细胞的反应程度
与病毒量正好吻合。专门针对 HIV 的 T 细胞的反应越大，病毒
量就越少。他们凭直觉判断，及早治疗法在某种角度上，捍卫
了这些免疫系统发挥作用时不可或缺的关键细胞。不过，这些
数据仍然有些问题。沃克欠缺一个真正的控制组。他找不到拒
绝治疗的新确诊患者，因此，无法比较接受治疗的急性患者与
拒绝治疗的急性患者之间的差异。虽然如此，他的数据仍然强
而有力。1997 年，他将自己的发现发表在了《科学》杂志上面。
故而，他几乎没有将此发现归功于任何一种施予患者的药物，

他在论文中连提都没提。治疗的时间点才是重点。

下一步很明确。他们必须停止治疗这些接受及早、积极治疗的患者。但问题是，道德上这是行不通的。沃克知道，HIV 患者若失去治疗的话可能会死。研究人员无从得知他们测量到的强 T 细胞反应，是否足以保住患者性命。然后柏林病人出现了，他就是他们祷告所得的回音。在先前的记录里，没有一位 HIV 患者的病情能够好转，但现在他们有直接的证据证明，有一位及早确诊的患者通过积极治疗之后停药，仍可以控制病毒。更好的是，柏林病人的 T 细胞反应出乎意料的强，这些 T 细胞很明显地保护了他免受体内潜伏病毒的威胁。沃克能够将研究带入下个阶段了，他们可以终止急性患者的治疗。当然，他们会小心观察患者，确保病毒不会反攻。他主张这一切可以安全地完成，只要患者每周进行 HIV 检测，一旦病毒再现，可以立刻重启治疗。沃克不是唯一一个这样做的人，其他 HIV 研究人员也在追求相似的路径，而这一切都可以上溯至何大一于 1995 年提倡的及早治疗法。沃克的不同之处在于，他能检测免疫系统专门针对 HIV 的反应，并且将这些反应与那些无须接受治疗、身体就能控制病毒的特殊患者的反应交相比对，而且这能力无人能及。如今，借着柏林病人，证明了此一方法非常合理，且万无一失。

另一方，利西耶维兹、洛里以及耶森相信柏林病人服用的羟基脲才是他身体能够控制病毒的主因。羟基脲是种特殊的药物，它作用的方式并非抑制 HIV 的酶，而是瞄准细胞工作的能力。羟基脲如同在 DNA 建构机制中放了一个阻碍物，为假的 DNA 碱基创造了完美空间，让这些假的碱基（如地达诺新等药物）渗入病毒的遗传密码里。它还可以冻结分裂中的细胞，使病毒无法站住脚。羟基脲唯一的缺点就是毒性。耶森深感安全性总则的重要，在诊所的临床试验中，他只用癌症患者建议用量的一半。对于羟基脲试验该如何设计，好将药物毒性降至最低，耶森自有看法。

遗憾的是，当试验有了成果，耶森关于药物安全性的顾虑显然没有被考虑进去。几次小试验的结果都模仿了耶森的安全性总则，并且都有有利的结果，但没有一个试验包括了疗程中断的患者，根本无从得知这些结果是否与柏林病人的治疗结果相似。

若要知道柏林病人的经验可否复制到其他 HIV 患者身上，研究人员必须对药物进行大规模临床试验，套用与及早治疗相似的时间表。紧接着是疗程中断，也就是患者停止接受治疗的专业说法。这样的中断方式，日后会被俗称为"用药假期"。

进行大规模的临床试验所费不赀。利西耶维兹和洛里与羟基脲制造商百时美施贵宝合作，取得必需的资金和器材。正如想象的一般，百时美施贵宝对于柏林病人一举将羟基脲变成镁光灯焦点一事感到异常兴奋。他们迅速通过急性 HIV 临床试验组（ACTG），代号为 ACTG 5025，来展开试验。此一试验检测了柏林病人服用的三种药物：羟基脲、地达诺新，以及茚地那韦。使用的剂量虽然比照柏林病人，但给药的日程表却不同。耶森当初让哈恩一日服用 3 次羟基脲，每次 400 毫克，以设计严谨的日程表来促进药物吸收和限制毒性，小心翼翼地平衡剂量。百时美施贵宝的试验则不然，它完全忽略这些安全考虑，直接给予患者单日 1200 毫克的剂量。理由很简单，哈恩那样严谨的日程表很难让人坚持下去，要找到大量能够严格遵守这种日程表的患者更是一大难题。无须再添一种需要按时服用的药物，仅此一种抗病毒药物治疗就已经充满挑战。如果他们将无法遵守严谨疗法的患者纳入试验中，冒的险可能是无法从试验中取得任何数据。事实上，试验结果比欠缺数据还糟，两人因此死亡。

试验找来了 202 名患者，目标则是 399 名。自愿受试者并不是 HIV 的新感染者。要找到这些人并且进行测试真的太难了，这需要一个诊所网络，像耶森那样的诊所网络。反之，ACTG 5025 找来的是已经加入抗病毒药物临床试验的慢性感染患者。两名隶属于羟基脲测试部门的患者死于胰腺炎。回报的结果中含有大量的药物毒性报告，包括对胰腺、肝脏和神经系统的破坏。试验被终止，在 HIV 治疗中，毒性和羟基脲的联结已难磨灭。

然而，百时美施贵宝并没有慢下来。1999年9月，在旧金山举办的第39届抗微生物制剂与化疗跨学科国际会议上，百时美施贵宝利用特别会议的场合，来推广使用两种已有注册商标的羟基脲药物以治疗HIV。美国食品药品管理局规定，药厂不得推广非药物标签上指示的用途，但此举公然无视这项规定。该公司生产的两种羟基脲药物，标签上只明确指出药物能有效治疗几种癌症，而没有HIV。会议期间，他们除了其他患者之外，特别亮出了柏林病人的数据，声明羟基脲已被证实为针对HIV的第一线药物。此举无疑胆大包天，甚至可说是无法无天，特别是因为他们4天前已经得知ACTG 5025被终止了。该公司更罗列了建议的剂量，包含每日给予1200毫克。对于试验过程中导致两人死亡一事，他们只字未提。美国食品药品管理局发出警告信作为响应，要求百时美施贵宝在他们的推广活动中停止使用这样的语言，主动寄送通知给医生警告羟基脲药物可能会造成胰腺炎，以及加强安插于地达诺新包装内的警示。

即使羟基脲的安全性问题越来越多，利西耶维兹、洛里和耶森仍迫不及待地将他们从柏林病人身上所习得的一切转变成新的临床试验。为了取得足够的资金，他们再度转向百时美施贵宝。他们尤其需要这家公司捐献药物，供他们研究使用。由于洛里、利西耶维兹和耶森身为将羟基脲使用于HIV感染中的先驱，所以获得支持并不困难，不过这回附带了补充协议。试验需要两种百时美施贵宝生产的药物来复制哈恩的经验：羟基脲和地达诺新。百时美施贵宝还想要在提出的临床试验中再加上第三种药物。这种药物不似羟基脲，而是市场上的新药。耶森相信这种事会发生，是因为羟基脲已上市 30 年之久，从中能获取的利润有限。相较于专利权已失效的羟基脲，新获得专利的药物能够创造更多利润。确实如此，百时美施贵宝制造的这种新药，注册商标为泽瑞特，仅 1999 年就创造了 6.05 亿美元的销售额。

不过，泽端特虽然有着闪闪发光的新专利，实际上却不是新药。1966 年，也就是霍维茨发表他那失败化合物 AZT 的数据两年后，他又发表了如何制造相似化合物（他称之为 d4T，效用如同 AZT）的方法。这种化合物模仿了胸腺嘧啶这种 DNA 碱基。这种药物的作用方式就像缺了一阶的梯子，会暗中将自身融入逐渐壮大的病毒 DNA 链中，但它有变异，因此下一个 DNA 碱基就无法将自己附着在 DNA 链上。它阻断了病毒的自我复制，借此保护更多细胞免受感染。当然，当时没有人知道 d4T 会成为一种强而有力的抗病毒药物，直到 20 世纪 90 年代初，威廉·普鲁索夫和林泰顺（音译）两位耶鲁大学的药理学教授重拾这种老旧的化合物，将之用于抗病毒测试中。耶鲁大学将 d4T 用于治疗 HIV 的作用申请专利，而后授权给百时美施贵宝公司。百时美施贵宝进行了几次 d4T 的临床试验，并于 1994 年获美国食品药品管理局核准为新药。此一核准引发了争议，因为这是通过特殊程序完成的，专为危及性命之疾病所制定，让药物在还没被证实有效前就能核准。当时，协助核准此药的哈佛大学教授黛博拉·科顿曾说："我不确定今天提出的建议有多好。"她指的不只是药的效果，还有药的安全性。在 10000 名服用 d4T 的患者之中，有 21% 的人发生了神经性病变，这是一种导致疼痛和麻痹的状态，通常出现在手部和足部。和 AZT 一样，d4T 是有毒的，必须降低剂量，才能让 HIV 患者安全使用。

这也就是为什么当耶森得知 d4T（百时美施贵宝此时已将其注册为泽瑞特）被加入临床试验时，并不开心。他回忆道："这是个灾难处方。"羟基脲已经是种高毒性的药物，加入 d4T 只会更添风险。耶森环顾四周，他意识到根本没几位临床医生设计过这个试验，谁会关心病人的利益？他无法同意这个试验。他带着沉重的心情，离开了团队，并对这分崩离析的一切感到失望。对他来说，他曾经尊崇的合作对象，看起来已经沦为金钱的奴隶。

令人惊讶的是，在第一位柏林病人的病情获得缓解之后，竟然没有一位研究人员尝试在临床试验中复制他的特殊疗法，哈恩接受的治疗反而分裂成两组不同的临床试验。沃克和他的合作者，测试了哈恩所受治疗中的一个特殊环节：在 HIV 急性感染期积极给予抗病毒药物。洛里和他的伙伴则测试了另一个特殊环节：给予 HIV 慢性感染者羟基脲、d4T 和地达诺新。这完全是用药时机对阵多药合攻。在研究 HIV 的世界里，没有人将两个特殊环节结合在一起，期待复制柏林病人被治愈的案例。

　　不幸的是，这两组以柏林病人接受的疗法为根基的早期试验都不顺利。起初，沃克的数据看起来相当亮眼。在 2000 年刊登于《自然》的论文中，沃克和他的同事确诊了 16 名 HIV 新感染患者，每名患者都立即开始接受抗病毒药物治疗，大多数更是在确诊后 72 小时内就开始服药。抗病毒药物中不包含羟基脲。哈恩有两次因为住院之故被迫停药。虽然两次停药都没有事先计划，但这两次的用药假期（或说疗程中断），相当引人注意。沃克假设这种中断能够训练免疫系统，使其辨识病毒。也就是说，中断让指挥 T 细胞和突击 T 细胞事先窥探敌人一面。由于见了这一面，它们可以量身定制对病毒的攻击。一旦疗程重新开始，细胞便会受到保护，随时准备下一次作战。如果有足够的专门针对 HIV 的 T 细胞在几次疗程中断中保留下来，它们就可以提供高强度的抗病毒能力。这些接受疗程中断的患者于是将能够变得像非凡控制者般，虽然感染 HIV，但仍旧能够控制病毒。此一策略以功能性治愈为导向，即使无法消灭这些患者体内的病毒，但患者仍能够像哈恩一样，无须再服用任何抗病毒药物或担忧病毒。

如同柏林病人经历两次疗程中断一般，沃克的8名受试者进行了一到两次计划好的停药。试验这样安排疗程中断，采取的策略几乎与几年前还很流行的何大一的"早而狠"完全相反。8名接受疗程中断的患者中，有5名维持平均2.7年免于治疗，而且他们的血液中也检测不到病毒，至少每毫升的血液中，病毒数少于500。除此之外，专门针对HIV的T细胞反应明显增强。这样的结果相当惊人，病毒没有再回来。在他的论文里，沃克将这些案例与一组没有接受抗病毒治疗的HIV急性患者进行比较。在这个跟对照组相似的群组里，109人里面仅有4人，在2.5年后验出每毫升血液里的病毒数少于500。此结果与沃克的假设完全吻合：专门针对HIV的T细胞有很强的反应，而病毒数量也在减少。

该研究马上获得了媒体关注。就这样，HIV的解药似乎已经找到，而且如此简单：只要中断疗程几次就可以了。简单到每个人都做得到，而且大家也这么做了。用药假期大受欢迎，这是一次当之无愧的休息，使患者逃离严格的日程表和一把把的药片。急性、慢性、老老少少的患者都试了用药假期，有时候甚至没有告知医生。2001年，当时在柏林担任翻译的布朗，也进行了用药假期。他不知道该假期疗法的灵感正源自柏林病人，一个他后来共享的头衔。

问题是，用药假期其实并没有效果。事实上，它会造成伤害。伴随着用药假期而来的，是布朗血液里的指挥 T 细胞数量降至每微升 250 个，恰好在 AIDS 确诊标准的边缘。病毒的进程因人而异，在某些人体内只潜伏数天，而在其他人体内则会潜伏数周、数月，甚至数年。但病毒总是会回来。事实证明，即使病毒潜伏于体内，它也会静静地伤害身体。进行用药假期的患者经历高度的免疫活化作用，这时 T 细胞以及一些其他生不逢时、刚好遇到的细胞，被过度刺激，从而可能导致患者死亡。更糟的是，在某些患者体内，HIV 病毒株对抗病毒药物产生了抗药性。这就如同你被细菌感染，却没有吃完抗生素，而你的体内将演化出对抗生素具有抗药性的细菌。进行用药假期的 HIV 患者体内，当病毒再度面临它先前遇到的抗病毒药物时，便占据优势。

在 HIV 研究领域，疗程中断是个具有高度分歧的议题。1999 年的一次访谈中，国家过敏与感染疾病研究所所长福奇毫不犹豫地对中断的安全性提出了质疑："该策略仍需要测试，停停走走的游戏可能导致产生抗药性，即使目前看起来野生毒株好像还在。"事实上，直到 2000 年年中，研究学者仍然在为疗程中断的优点和风险吵得沸沸扬扬。然后，一项研究改变了状况：2002 年开展的 SMART 项目，征召了来自世界 33 个国家的患者。这是这类研究中规模最大的一次，在基于安全考虑而在 2006 年突然终止之前，此研究征召了 5472 名患者，当初的目标是招收 6000 名。SMART（"逆转录病毒疗法的策略性管理"的缩写）项目发现，接受疗程中断的 HIV 患者发展为 AIDS 患者的概率，比没有接受疗程中断的患者高出一倍。这种曾经被吹捧为能治愈 HIV 的新疗法，现在遇到了压垮它的最后一根稻草。

当沃克的新感染患者的疗程中断试验经历大起大落时，利西耶维兹和洛里正在进行一项基于让柏林病人好起来的另一个组成部分 —— 羟基脲 —— 的大规模临床试验。耶森当时已经离开了该团队，因为他反对加入 d4T，一种他认为毒性过高，不能安全用在试验里的药物。

与沃克不同，利西耶维兹和洛里相信羟基脲在柏林病人的好转中扮演了关键角色。他们将成功押注在这种药物上，深信羟基脲能够瞄准 HIV 的病毒窝。因此，他们的临床试验忽略了哈恩经验里的其他面向，像是急性感染治疗以及疗程中断，而只着重在分析羟基脲的效力上。问题是，羟基脲在研究人员和患者间早已有污名。

百时美施贵宝赞助的另一项研究，并未解答这些怀疑的声音，虽然该研究出乎意料地使用与失败的 ACTG 5025 一样的剂量。等到洛里和利西耶维兹的研究结果在 2005 年发表时，羟基脲已成为禁忌字眼。这在当时尤其不幸，因为洛里和利西耶维兹的研究在制定羟基脲的安全用量方面，迈出了重要的一步。他们发现将剂量减半，从每日 1200 毫克减至每日 600 毫克，在降低毒性的同时，病毒削减和 T 细胞增加仍能维持相近的程度。可惜的是，他们的研究仍然疑难重重。服用了较高剂量羟基脲的受试者（与失败的 ACTG 5025 的状况完全相同）遭逢惨剧，其中有一名死于胰腺炎，与先前羟基脲研究中造成两人死亡的原因如出一辙。对许多阅读这篇论文的人而言，只有一行字最显眼："本文描述的 RIGHT 702 研究结果证实，使用高剂量羟基脲（每日 1200 毫克）可能与致命性胰腺炎有关。"尽管其他一些小规模的临床试验仍然继续探究羟基脲对 HIV 的疗效，但没有一个试验能够改变羟基脲不安全的坏名声。在一个不愿发表负面结果的领域里，我们着实很难直捣羟基脲的问题核心。

利西耶维兹相信，这个问题比那些埋藏在早期临床试验中的安全议题更为严重。对于让新药上市的经济考虑，她依然感到沮丧。她认为，想提高像羟基脲这种药物的利润太困难了，因为这种老掉牙的旧药没有广告效益，因此也没有利润。利西耶维兹下了结论："若没人能赚得到钱，即使是全世界最好的药也会失败。"虽然二人不再是朋友，但耶森同意她对于这种时机未到的药物的说法，只希望"这一切不只是为了钱"。

22
原理展示

对于挣扎着想要在 HIV 研究领域里树立名声的许特尔来说，参加逆转录病毒和机会性感染大会真是个艰难的旅程。虽然他的海报没有受到大量关注，但他建立了一些关键人脉，推着他往发表研究的路走去。他认识了史蒂夫·迪克斯，一位加州大学旧金山分校的内科医生和 HIV 研究人员，还有杰弗里·劳伦斯，他是威尔·康奈尔医学院艾滋病病毒研究实验室主任。劳伦斯谈论许特尔在会议上的海报时说道："我认为这是自从发现病毒以来我听过的最令人振奋的事情。我不相信大家竟然没注意到这件事。"许特尔的研究深深吸引了迪克斯和劳伦斯，两人在该年下半年邀请他加入艾滋病研究基金会（amFAR）所资助的智库。

9 月回到波士顿时，许特尔有了非常不同的经验。他不再站在拥挤会议厅的海报旁，默默被众人忽视。如今，他能够将自己的数据，呈现给领域内真正看得懂的 HIV 研究人员。智库讨论了 CCR5、病毒窝、消灭策略，还有病毒潜伏。这在 2008 年还是一个新兴领域，此时新的数据从世界各地的实验室蜂拥而来。

智库里，在加州杜瓦特的希望之城国家医疗中心担任研究员的约翰·扎亚提供了数据。扎亚针对少数和布朗一样患有同种癌症（也就是急性骨髓性白血病，又称 AML）的患者，制定了一项高风险策略。扎亚想要用一种基因疗法对抗 HIV，并且正在尝试至少三种打倒 CCR5 基因（HIV 进入人类 T 细胞所依靠的基因）的方法。第一种方法建立于将近 20 年前，利西耶维兹在加洛实验室时所做的研究。扎亚运用 HIV 的 RNA 片段（称为短发夹 RNA），它能在病毒于细胞内自我复制时捆住病毒，使病毒无法自我复制。他的基因疗法还包含了一种称为 TAR 诱饵的诱饵分子，它会在 HIV 试图将自己安插进人类 DNA 时，让病毒误将自己与诱饵结合。扎亚这项野心勃勃计划的最后一种方法是利用一种核酶，核酶是一种具有特殊构造的 RNA 分子，作用与酶相似。这种核酶能将 CCR5 与细胞结合，重新排列基因的原子，使它们躲过 HIV 的魔掌。

他施加这三种极不相同的基因疗法的方式，是直接利用 HIV 本身，或说是将 HIV 精心设计成无害的病毒变体。大部分基因疗法的运作方式，是病毒将遗传物质带入人体内并使其循环。这听起来可能挺吓人，但我们有办法制造本身无害的病毒，而且如果病毒携带正确的基因，有可能大有助益。

扎亚在一群与布朗一样，同时患有 AML 和 HIV 的病人身上，进行这项高度实验性的基因疗法。这些患者是他研究的理想对象，因为他们必须经历危险的预处理方案，好让他们能够接受造血干细胞移植。跟这个比较起来，加入基因疗法不算什么。这群患者非常适合用来检验基因疗法的另外一个原因是，这是一群高死亡率患者，因此他们极可能愿意冒较大的风险。就如 20 世纪 80 年代末 HIV 患者极度渴望任何临床试验一般，如今，携带 HIV 的 AML 患者死亡率很高，因此迫切地需要新疗法介入。同样的，医生和研究人员也在保护患者安全与给他们生存机会之间拉扯。

当扎亚听闻许特尔患者的状况，大吃一惊。这证明了他的疗法可能确实有效。虽然他们的方法天差地别，瞄准的目标却是一样的：拿下 CCR5，再击败 HIV。扎亚知道，像许特尔所描述的这种病人的存在正是一种"原理展示"，表示 HIV 基因疗法领域必须认真地看待他的研究。

耶森若是没有那些重量级的 HIV 研究人员复审和支持他的数据，就不可能发表他关于柏林病人的文章。同理，若缺少在 HIV 研究领域的主将的帮助，许特尔的研究也不可能发表。位居名单首位的是鲍勃·西里西亚诺，就是那位使用他的高敏感

HIV 检测，来测量第一位柏林病人静止 T 细胞中病毒量的研究人员。现在，他将自己纯熟的技术转移到许特尔的患者身上。又一次，装着细胞和血浆的瓶瓶罐罐，就这样从柏林的一位患者身上，运送到世界各个角落。

在智库里，许特尔还认识了马克·朔夫斯，他是一名得过普利策奖的记者。朔夫斯是一名记者，不是科学家。就这点来看，许特尔的论文最后能发表出来还有赖朔夫斯的大力相助，是一件非常让人讶异的事情。1998 年，也就是 10 年前，朔夫斯替《纽约时报杂志》访问过耶森、沃克，以及其他几位研究过第一位柏林病人的重要科学家，他也采访过哈恩：这是哈恩仅有的两次访问中的第一次。在紧接而来的关于第一位柏林病人的媒体风暴中，朔夫斯扮演着重要角色。现在，他正与许特尔交谈着，正准备揭晓第二位柏林病人的故事。2008 年 11 月，朔夫斯为《华尔街日报》写了一篇名为《一位医生、一个突变，与一种可能治愈艾滋病的疗法》的报道。当许特尔读完文章（里面还出现了他的照片），他忧虑了起来。像之前的耶森一样，他讨厌看到"治愈"这个字眼出现在标题上。他同时担心自己已经跨越了界限：将研究发表于学术期刊之前就先向媒体公开，在科学界可是大忌。那些抗拒不了媒体目光诱惑的人，通常要付出遭重要期刊拒于门外的代价。许特尔依旧希望可以在《新英格兰医学期刊》上发表他的研究，他是否破坏了自己的机会？

数据不断地从许特尔的新合作伙伴那儿涌入。西里西亚诺没能找到任何病毒的踪迹，他的其他同事也没找到。判定结果相当一致：布朗被功能性治愈了。当许特尔告诉布朗这件事时，他没什么反应，反而只问："那癌症呢？"对布朗来说，HIV被治愈无关紧要。

许特尔依据他在智库里学到的以及新伙伴的协助，修订了他的论文，但论文里的数据没有变动。许特尔再度向《新英格兰医学期刊》提交了他的论文。谢天谢地，这一次有了新的编辑和评审。他费力地读过30页的评论，这是一个崭新又快把他压垮的过程。评审对他的每个数据都吹毛求疵，甚至有时候他们看来是故意要误解他。虽然很受折磨，但许特尔一一回应了所有的评论。

马克·朔夫斯写的文章有着与预期完全相反的效果。这篇文章没让许特尔的行为看起来像是自我膨胀，反而让许特尔在这份权威期刊眼里有了正当性。他的文章被接受了，并且在2009年2月12日发表。这篇名为《借由干细胞移植CCR5 Delta32/Delta32长期控制HIV》的文章是个引人注目的成就。在HIV研究领域内窃窃私语传了将近一年的柏林病人案例终于白纸黑字发表了。

许特尔的论文开头是这样写的："一位刚被确诊罹患急性骨髓性白血病（FAB M4亚型，有正常细胞遗传特征）的40岁白人男性，出现在我们医院里。"在这段临床描述背后的是一个恐慌的男人。布朗在论文发表和随之而来的知名度之后，不相信他被治愈了。他担心自己的身份被公之于世。想到他的"治愈"受到瞩目，病毒却又有可能回来，他就感到厌恶。布朗没有被检测出 HIV 仅仅两年，非常艰难的两年。身为一位沉默、含蓄的人，布朗无法想象要舍弃他原本匿名的身份。

23
法庭上的好医生

在德国，耶森发现他的名声乍响。他的患者人数显著增加，不管去哪里，都会被认出来。即使他只是在柏林沿着自己家附近的街道走走，也会被患者、朋友，还有仰慕者拦下。他的社交生活也出现了变化。现在他夜里去酒吧或者夜店，发现自己众所周知。一方面来说这很有趣，夜店的保镖会立刻拉着他进去，不用付小费或排队。另一方面来说，这让他很不舒服，尤其当他发现自己被患者包围时。当然，家庭医生之道本应如此：他们是所属小区的一部分，走到哪儿都会看到他们的病人。对耶森而言，不同的是"成名"这个新玩意。他不再只是那位治疗男同性恋者，富有同情心的家庭医生。现在他可是能够治愈 AIDS 的知名研究人员。耶森说，他享受了"美好的四年"，诸多方面都相当成功。还有，在经历开始研究时的负债累累后，头一次赚了很多钱。但是耶森的好运即将改变。

柏林小报 *B.Z.* 以《艾滋病治愈首例?》为标题,印行了柏林病人的报道。耶森在所有的媒体访问中,一直小心地避开使用"治愈"这个字眼。效果马上就出现了,他所属的医疗小圈子对他的敌意增加。随着炒作标题而来的,是无数不利于耶森的警讯。这些声音可恶极了:他们指控耶森,说他欺骗医疗保险公司和税务部门,还有非法收受药厂和药局的贿赂。他们断言耶森为了增加自己的收入,伪造 HIV 诊断,因为医疗保险公司会因 HIV 阳性患者而付给他更多的钱。

警方的回应是搜查他的诊所。他们扣押了他的医疗记录,找出 200 位耶森的 HIV 阳性患者,并要他们重新检测 HIV。他们询问了耶森的每一位合作者和医科同事,为了确保每一项新增的检测和每项额外的检查都是真的。

警方逐条审查他的医疗记录时,发现了几处错误,但这些错误与那些较大罪状相比简直微不足道。这些错误里最大的一处,就是耶森曾在他的诊所里将美沙酮分配给药物成瘾的患者。美沙酮是一种危险药物,专门用于吸毒者戒断海洛因。这种药物的成瘾性跟海洛因一样,因此必须严格控制。柏林的内科医生不能直接开美沙酮给有需求的患者,他们必须有针对阿片类药物成瘾的特殊许可才可以。对于开美沙酮处方笺必须有特殊训练,各国的标准不一,某些欧洲国家允许一般医师开立此药,有的国家则要求具备特殊许可。

耶森的案子上了法庭。他吓到了，他可能会失去他的医师执照。还好判刑很轻：短期缓刑，还有对他的疏忽进行了罚款。案子本身带来的经济后果很小，但因为耶森在前东柏林的房屋开发上做的蹩脚投资而放大了。身为无良开发商的受灾户，耶森发觉自己陷入财务困境，于是宣告破产。与耶森一同在诊所执业的弟弟阿尔内帮了忙，让他撑了过去。他形容在那段时间，行医是他的"庇护所"。

雪上加霜的是，耶森的健康状况开始恶化。他注意到自己腿上出现了奇怪的红色斑点，还有奇怪的腹痛。他去了趟柏林夏里特医学院附属医院，被诊断罹患一种极罕见的疾病：肠壁囊样积气症，气体在他的肠壁上聚积。这种疾病很少见，但可能致命。时值 2002 年，看起来耶森生命中的人、事、物都在与他为敌。当在柏林夏里特医学院附属医院接受治疗时，他决定自己必须带着仅存的积蓄离开柏林。他需要一个长假，远离这个看似蓄意要处罚他的城市。

耶森一得知他不会死，就去旅行了。他在斯里兰卡待了两周，然后在新加坡待了一周，接着去了迪拜。这正是他一直寻找的遁逃。安德鲁离开之后，他一直很孤单。从没有一个人像安德鲁，耶森想念他。在迪拜，他把陈年的遗憾抛在脑后，开始与新的人约会。他的新男友不是什么普通人，他是迪拜的一位王子。这段罗曼史对耶森而言就像童话一样。他和情人骑着白马，一起在他的宫殿里消磨时间，而且不管他去哪里，人人都向他行礼，因为他们知道他和王子在一起。

这段经历是一章肯定生命的田园诗篇。耶森回到了柏林，精神饱满地准备投入他的工作和研究。

24
一点也不令人惊讶

2009 年 12 月，在圣马丁举办的一场关于 HIV 持久性和病毒窝的国际研讨会上，罗伯特·加洛的开场便针对格罗·许特尔描述柏林病人布朗的报告的正当性提出了挑战。在任何科学领域，新人遭受质疑并不奇怪。然而，许特尔令人震惊的研究结果，以及缺少 HIV 研究背景的事实，引起了激烈的响应。加洛指出，许特尔的报告缺乏其他名声稳固的 HIV 研究者背书。他说，只有检查过躺在检查台上的病人样本的病理学家，才有资格宣布这位病人的 HIV 已被治愈。

观众席里有许多人认同加洛的评论，毕竟，他们已经不是头一次遇到一位与众不同的病人，以及不久后便能出现治愈疗法的承诺。原本的柏林病人，也就是哈恩，曾经同样令人振奋，他曾是许多承诺的中心。及早且积极的治疗加上疗程中断，在被揭穿不实之前的几年，曾被吹捧为灵药，四处兜售。之后，使用"治愈"的字眼成了禁忌。即使许特尔自身没有使用"治愈"这个单词，但他强而有力的数据却暗示如此。在他们的辩护中，这些研究人员希望保护患者，以确保身为科学家和医生，他们没有给出虚假的希望。

这里出现了两种对立的情况。一方面，医患关系里，具有一种保护特性。医生知道，最新发表的研究也许令人振奋，但这种振奋套到患者身上有可能会随之蒸发，因为真实世界里的患者需要高标准的效度。而另一方面，研究人员通常接受的训练是尽可能减少与研究对象的接触。医生将他们的手放在患者的皮肤上，但研究人员则是将患者隐藏在一串串数字和文字背后，抹去所有与人性的联结。这是有正当理由的：盲性研究能防止研究人员有意或无意地影响他们的观察。若将研究人员和患者隔离，从而最大可能地避免试验中的偏见，并产生有意义的数据。在医生和研究人员的光谱上，许特尔位于一个不上不下的位置。他不像耶森是位家庭医生，但他的研究经验又不足。他只是个年轻的医生兼研究人员，试图在两个角色之间取得平衡。

对许特尔来说，坐在观众群中，听着他的研究被卓越的HIV研究人员修理，实在很不好受。当晚，他坐在酒店的房间里，赶紧为他的简报加上一页，标题为《我们非得将这位病人碎尸万段不可吗？》。隔天下午他发表演讲，听众人数远少于加洛的开场演讲。即使如此，他的演讲（标题为《借由干细胞移植歼灭 HIV：是否可行？》）还是非常流畅且精准地阐述了自己的研究。许特尔的聪明才智和温和语调使人信服。他的可信度在演讲之后提高了，尤其当其他资深 HIV 科学家给予支持之后。这场在西印度群岛举办的小型讨论会，与许特尔当初在逆转录病毒和机会性感染大会上发表的海报有着天壤之别。这次的会议像是催生剂一般，将许特尔的研究以可以让人理解的方式带进 HIV 社群，即使还没人知道如何将柏林病人的特殊经验转换为对 HIV 患者可行的疗法。

安东尼·福奇正好在加洛提出批评之前得知了布朗的事情，这让他感觉五味杂陈。身为国家过敏与感染疾病研究所的所长，福奇一直对大众和研究团体如何看待 HIV 领域，有着相当的影响力。由于自己的看法深具影响力，所以遇到新的数据时，他必须保持怀疑的态度。福奇经历过 HIV 研究的黑暗期，也就是报纸和研究人员都宣称 AIDS 即将终结之时，因此他非常明白燃起虚假的希望，会造成怎样毁灭性的影响。所以当《纽约时报》询问他对于这个重要的新案例有何看法时，他的答案反映了他一贯的怀疑性格："这很好，而且一点也不令人惊讶，但就现实层面来说实在不可能。"

有意思的是，有时候当结果引人注目，而回过头来看推得这个结果的过程却显得平淡无奇。此时柏林病人的研究成果已经发表，各地的研究人员都在使用曾经禁忌的"治愈"字眼，HIV 的治愈于是不再看似痴人说梦。许特尔的计划，从没人相信的数据，变成国家过敏与感染疾病研究所所长口中"一点也不令人惊讶"的研究，许特尔只能对这样荒诞的事情莞尔。

但就现实层面来说，真的不可能吗？布朗接受的骨髓移植治疗，本身的激进特性并非微不足道。诚如我们先前讨论过的，它相当冒险。骨髓移植有着超高死亡率，进行移植意味着必须经历布朗所经历的一切：毒物治疗（为了在骨髓里腾出空间）、可能发生移植物抗宿主病、长期住院，还有潜在的致命并发症。这个过程任谁都不会想主动经历，这确实不是治疗大多数 HIV 感染者的方式。

任何一种 HIV 疗法，一项必须考虑的要素是费用。骨髓移植是数一数二昂贵的疗程，费用高达 30 万美元。布朗接受的是来自捐赠者的细胞移植手术，在美国要价约 805400 美元。这个数字看起来高得离谱，但考虑到终身抗病毒疗程需花费 709731 元（在没有减免的情况），这个费用好像也没那么高了。然而，这是在没有考虑 HIV 患者其他医疗开销的情况之下的数字。患者与 HIV 共存越久，疾病就会越多，医疗开销也会跟着提高。在美国，存活期从 1996 年的 10 年，延长为 2005 年的 22 年。随着存活率越来越高，也衍生出一系列其他问题。感染 HIV 的人提早老化的可能性较大，导致可观的医疗费用。当统计学家以质量调整生命年（简称QALYs）比较各种治疗方法时，他们会将这些因素都考虑进去。QALYs衡量的是医疗介入之后，生命的质和量。医疗保险公司、医院，甚至非营利组织会再用QALYs来分析成本效益，主要就是评估医疗介入是否"值得"。任何新的HIV疗法都会以这个系统来评估它是否具备经济效益。无论怎么看，布朗接受的治疗，对一位本来不需要骨髓移植的HIV携带者而言，既无医疗也无经济效益。

然而，最实质的意义，就是将我们从布朗身上看见的治疗，转换成一个在医疗和经济上可承担的疗法。

医疗和经济上的考虑，是我们为什么需要一个可行疗法的原因。替恩依是一种盛行的抗逆转录病毒的药物，它将三种独立的药物治疗结合在一颗药丸里，花费大约是每年20000美元。这在美国会造成问题，因为缺少现金的州政府无法通过联邦医疗保险计划来支付这笔开销，而私人保险常常又会对每年理赔金额设置上限。在这个HIV携带者有更多选择的时代，费用仍然是局限因素。

除了费用，并非所有的患者都能找到一种对他们有效的疗法。杰森在1988年确诊为HIV携带者，当别人跟他说找寻治愈HIV的疗法是无关紧要的奋战时，他感到愤怒。他坐在加州佩塔卢马的家中抱怨："他们根本不知道自己在说什么。数十年来，我一直想办法服用我承受不了的药物，却只看到我的免疫系统在崩溃。"他多年的伙伴理查德附和着："同性恋群体不再关心 HIV 了。"即使有最好的医疗协助，杰森依然找不到一种疗法可以重建他的 T 细胞，因此必须一直与种种疾病对抗。在旧金山教会区的多勒瑞斯公园里驻足，你几乎可以看到那种混杂着悲痛的愤怒情绪，在他内心高涨。在广泛的抗病毒药物世界里，我们有时会忘记，仍有像杰森和理查德这样的人在挣扎着。

如今，HIV 已经较为容易控制，但这不代表与它共存是件容易事。并不是每个人都能找到一种他们既可以承受、有效，而且负担得起的疗法。就算他们找到了一种疗法，感染 HIV 的人还是得面对缩短的寿命。在美国，感染 HIV 的男性平均寿命只有 58 岁；相较之下，没有受到感染的男性平均寿命是 73 岁。其他国家感染者的平均寿命还要比这更短。这不单单只是因为年龄的关系：HIV 携带者罹患痴呆症、关节炎，还有其他神经系统疾病的概率都更高。这是因为 HIV 会蔓延到脑部；事实上，感染 HIV 的患者中，超过 40% 都有神经系统疾病。

病毒可以跨越血脑屏障，也就是一个隔开中枢神经系统与全身血液循环的封印，但我们用来专门对付病毒的药物却做不到这件事。正因为如此，病毒可以逃脱用来对付它的治疗，感染人脑，并在里面复制。一个全新的病毒群体会在大脑里形成，其遗传物质与血液里的病毒不同。这个新的病毒群体会造成发炎和细胞死亡，并且与 HIV 相关的痴呆症有关。

老化与 HIV 之间的关联，是 HIV 研究里相对新的领域。许多研究人员认为，对于病毒如何加速老化，我们所知的仍是冰山一角。由于大多数研究着重在预防，所以少有研究着墨于如何控制 HIV 对超过 50 岁的人的影响。然而，随着病人借由新一代的抗病毒药物活得更久，这些人的数量正在增加。

HIV 会消耗免疫系统。我们体内的每个细胞都有一个内置的死亡时钟，在凋零、死亡之前能分裂的次数有限。HIV 刺激免疫系统，使其以发狂般的速度分裂，因为它急着要提供足够的细胞来对付病毒。这就是为什么一些科学家认为，在病毒大量毁灭 T 细胞群之前，若能早点开始治疗，平均寿命会显著提高。虽然这仍有争议，但一些研究结果已经显示，及早治疗平均来说可以延长寿命超过 10 年。

若是我们有足够的钱，若是能找到我们可以接受的抗病毒药物组合，而且能早点开始，那么我们就可以与 HIV 共存很久。问题是，这三个条件不一定容易达到。我们的背景和情势都是障碍，而且这些障碍许多人跨越不了。这就是为什么光是制造新的抗 HIV 药物，以保持在不断变异的病毒前头是不够的。我们需要一种能达到功能性治愈的疗法。

以哈恩的成功疗法为基础的大规模临床试验都失败了。这些试验都只抓住了哈恩疗法的片段，而没有一个是完整复制了他的经验。这背后有许多原因。其中，找到新感染 HIV 的人就不容易。许多人跟哈恩不一样，无法那么精确地知道自己受到感染的日期，而且即使知道，他们也可能不愿意尽快就诊。哈恩之所以能够接受如此及时的治疗，是因为他与耶森的交情。他有一个自己信任且亲近的家庭医生，但是像这样的年轻人并不多，特别是这些大规模试验所在的美国。在美国，15 岁到 24 岁的年轻男性最不可能经常去看家庭医生。就算怀疑自己受到感染，他们也通常缺乏接触医疗专业人士的渠道，来替他们指引方向。这是检验及早治疗有效性的临床试验中最主要的绊脚石。要召集感染后迅速确诊、处在疾病相似阶段的患者，实在是一件困难的事。因为患者之间存在太多差异，试验可能毫无结论，甚至连何时该开始治疗都无法提出建议。这真是令人沮丧。

进退维谷的情况出现了。唯一能让新感染 HIV 的人及早寻求治疗的方法就是提供强而有力的科学证据，证明及早治疗对病情有帮助。然而，取得这些证据的唯一方法就是说服更多的人，在感染 HIV 时早点加入试验。

哈恩不仅接受了及早治疗，而且还早已服用了一种强效的抗癌药物。不幸的是，由于没有一个大规模临床试验复制他的经历，根本无从得知哈恩被治愈的各种因素分别有什么影响。

出乎意料的是，布朗案例中也有类似的问题。虽然布朗的治愈很可能是间接受到自己基因优势的影响（抗 HIV 的 Delta32 突变），但是布朗也接受了杂烩般的其他治疗，可能对他的治愈也有影响。这些包括条件反射治疗、移植物抗宿主病，还有干细胞移植本身。要评估这些因素对于他治愈的影响是不可能的。两个柏林病人的案例中，都可看到奇特的现象：医生治好了HIV 患者，但科学家仍在争辩治愈是怎么发生的。

哈恩和布朗的案例，由于他们的个人基因变得更加复杂。布朗在进行移植前，他的 Delta32 突变基因是异型合子。大多数人的 CCR5 基因有两个功能拷贝，但布朗只有一个。这意味着他的基因有先天优势。但这个基因优势是如何影响他的治疗的呢？不可能测量出来。哈恩的 HLA（掌管免疫系统的基因）组成也不寻常，事实证明，哈恩的 HLA 型是 B*57。

具有这种特定亚型 HLA 的人，更可能成为具有特殊身份的 HIV 非凡控制者。尽管如此，虽然那些基因能够控制病毒的人中，较多属于这种 HLA 亚型，但是大多数有这种 HLA 的人，不能控制 HIV。再说，哈恩没有 B*5701 基因（一种 B*57 的亚型），这个基因最常与非凡控制者相关。哈恩的症状，跟非凡控制者不符，甚至跟演变成 AIDS 速度很缓慢的人（称为"缓慢进展者"）也不符。那是因为哈恩的情况与基因本身天赋异禀的非凡控制者不同：哈恩在感染 HIV 后有大量的病毒，脆弱的免疫系统让他饱受感染之苦。他开始接受抗病毒治疗，但病毒又在他疗程中断时反扑。他也没有蕴藏 HIV 控制者体内会有的跛脚病毒，这种跛脚病毒让他们的免疫系统在没有药物的协助下，仍具备消灭病毒的能力。无论如何，哈恩拥有 HLA-B*57 基因的事实让人困惑。

对于那些与治疗柏林病人密切相关的医生来说，因为患者的个人基因所引起的争议看起来很愚蠢。耶森和利西耶兹都认为，哈恩之所以能被治愈，是因为他所接受的治疗，以及治疗时间及早开始之故。但是，其他研究人员则提出，他能控制病毒是因为他个人基因所致。在缺乏后续研究的情况下，我们恐怕永远无法完全排除，他能被治愈有可能跟 HLA-B*57 基因有关。同样，许特尔相信布朗能被治愈，是因为他接受了抗HIV 细胞。其他研究人员也怀疑这件事，一如他们对哈恩的治愈有疑问。他们认为，布朗能被治愈，可能源于他的治疗中其他各式各样的医疗层面。我们只能说：一项惊人的医学发现会被怀疑检视，任何细节都不会被放过。

就两位柏林病人而言，他们个人的基因似乎阻挡了显而易见的事实：两位男性都有 HIV，而且都被治愈了。两个案例都陷在争议和科学争论的泥沼中，但其核心是，两个案例代表着治疗 HIV 的一种新思维，并且体现出治愈的新策略。现在的问题是，如何运用科学家通过这些个别案例所学到的知识，来探知新策略？毕竟，虽然两位柏林病人的 HIV 被治愈，但这种治愈方法没有人会想要。科学家必须从这些案例中获取灵感，将这些想法转换成每个人都适合的疗法。独立来看，柏林病人是异常的案例。柏林病人不是答案。他们只是被邀请去履行一个承诺，一个可以治愈 HIV 的承诺。

25
兑现承诺

　　影片一开始，我们看见艾米莉·怀特海德躺在医院的病床上，她只有6岁。爱玛（她喜欢被这么叫）穿着紫色的衣服，这是她最爱的颜色。她光着头，数回的化疗早已剥光她那曾经厚实、棕色的头发。她坐着不动，平静地看着医生，他们正在轻声地向她解释每个放在她体内的管子的作用。2010年，爱玛5岁的时候，被诊断出急性淋巴性白血病，或者称ALL。这种白血病与布朗得的相当近似。就像在一个有HIV的人体内，突击T细胞无法猎杀所有受到病毒感染的细胞一样，白血病患者的突击细胞要猎杀癌细胞也遭遇困难。

　　爱玛做了一年的化疗后，得知她的癌细胞又回来了。复发是一个很糟糕的征兆，这使得她击败癌症的概率从80%~90%，降至低于30%。她开始接受更强劲的化疗，并且安排在2012年2月进行骨髓移植。这跟布朗所经历的程序完全一样。骨髓移植会增强她的免疫系统，供给她所有被癌症杀死的珍贵免疫细胞。然而就在移植前两周，爱玛得知她无法接受移植。她的病又复发了。在她父母祈祷着奇迹发生的同时，爱玛又开始接受化疗。她的选择减少了。从一根置于爱玛脊椎里的粗针抽出来的骨髓细胞显示，有 7% 是癌细胞，化疗无效。爱玛和她的父母只剩下一个选择：费城儿童医院的一个高实验性质的临床试验。他们已经拒绝该临床试验一次了。这是个令人胆战心惊的过程，而爱玛将会是第一个参与试验的儿童。

这个临床试验称为 CART-19，它将会从爱玛血液中隔离提取出 T 细胞，然后通过基因工程，使细胞能够专门辨识出潜伏在她体内的癌细胞。我们如何将 T 细胞转化成杀死癌症的机器呢？如同上面提到的，这个伎俩需要 HIV。卡尔·朱恩是试验的主要研究员，他知道 HIV 擅长侵入细胞。为了安全地利用病毒的这一特性，朱恩使用了一个被拆分的 HIV 变体，然后移除那些让病毒变得危险的部分。远在 3000 英里外加州的约翰·扎亚进行的基因疗法，用的是与这一试验一样的载体。然后，朱恩将细胞需要用来对付癌症的信息黏在病毒的空壳上。HIV 的功用，就是打包所有瞄准癌症时，细胞所需的信息。就像披着狼皮的羊一样，病毒能够入侵 T 细胞。一旦进入细胞内，病毒并不会接管细胞的机制来复制自己，而是传送消灭癌细胞的蓝图。该蓝图是一个嵌合抗原受体（CAR）。这是 T 细胞受体

（TCR）经修饰后的变体，是一种位于 T 细胞表面的分子，而且是我们控制自身免疫系统的关键之一。借由修改 TCR，研究人员改变了免疫系统对入侵者的反应。朱恩使用的 CAR，是由位于 B 细胞表面的信号分子所组成。基因疗法替换了决定 T 细胞该攻击哪个目标的方式，于是它们把所有的精力都投入攻击骨髓里（和身体其他部位）那些滋养癌症的 B 细胞，以及它们的前驱细胞。

2012 年 4 月 17 日，爱玛成为第一位接受 CART-19 的儿童患者。她的 T 细胞被从她的血液中提取出来，然后施予夹带抗癌蓝图的改造 HIV。在 3 天的疗程里，这些 T 细胞被重新输入她的体内。要花上漫长的 10 天，才能知道 T 细胞是否恪尽职守，消灭癌症。然而，只过了 3 天，爱玛就病得更厉害。她发起了40.5℃的高烧，而且开始神志不清。她被紧急送进儿科重症监护病房，在那里她呼吸减弱，而且血压低得危险。在没有别的办法之下，只好给她施用类固醇，医生知道这一步可能会杀光经基因工程改良的 T 细胞。但爱玛命在旦夕，基因疗法已经显得不重要了。

在罗斯·考夫曼的短片《以毒攻毒》中，朱恩描述了接下来发生的事情："那就像暴风雨后的平静。云散了，然后她醒了，白血病没了。"朱恩眼眶泛着泪，声音颤抖着说："当那孩子挺过来后，我们也上了一课，这真是一件了不起的事。"爱玛活了下来，她的癌症也得到缓解。如今，她是个美丽的小姑娘，有着一头棕色的波浪般的头发，而且依旧爱着紫色。

爱玛所接受的基因疗法是受到试图复制布朗治愈疗法的研究的启发。布朗的经验不仅仅影响了 HIV 治疗研究的路线，更影响了癌症基因疗法的走向。这是因为朱恩能够根据 T 细胞修改（HIV 基因疗法试验里，以 CCR5 为目标来修改的 T 细胞）时所得到的教训，使爱玛接受的疗法更臻完美。

朱恩的征兵号码是 50，这不是个好数字。在 1944 年至 1950 年出生的任何一位美国男性，征兵号码若少于 195 号，就会被归类为 1-A，然后被要求报到服役。朱恩知道那个号码代表的是什么，他必须去越战前线作战。这是 1971 年，而他刚高中毕业。两年后，战争结束，但朱恩的军旅职涯才刚刚开始。他进了安纳波利斯美国海军军官学校，之后，朱恩为了要"掌控他的命运"，决定学医。这是一种把握长期义务服役的方法。到了 20 世纪 80 年代初期，他已经成为一个小型医生团体中的一分子，他们被选往日本学习一种复杂的疗法：骨髓移植。

对美国军队而言，这一行动与治疗癌症无关。20 世纪 50 年代，随着对核战的恐惧提升，美军认为辐射中毒对民众来说是个相当大的威胁。曼哈顿计划期间，一群科学家观察到脾脏似乎能够屏障辐射中毒。依据这个观察，他们在 1951 年对小鼠进行了首次骨髓移植。他们的成果是显著的：这一过程——将从骨髓里提取出的干细胞重新注入小鼠体内，能够将动物从致命剂量的辐射中拯救回来。

朱恩从专家爱德华·唐纳尔·托马斯那里学习的骨髓移植技术，爱德华·唐纳尔·托马斯是 1956 年第一位进行人体骨髓移植的人。托马斯的成就大幅提升了像布朗这样的患者的存活率，也让他于 1990 年获得了诺贝尔医学奖。朱恩对癌症研究的兴趣被激发，但当得知在日本的计划不能继续时，他感到非常失望。而这纯粹因为军中没有进行癌症研究。由于无法再研究癌症，他决定转向海军军官学校正开始大力投资的感染性疾病项目：HIV。如果由他自己决定的话，他不可能选择癌症和 HIV 差异这么大的训练，但正是因为军队之故，朱恩拥有完美的背景，让他发展出一种治疗两种疾病的全新疗法。

在 20 世纪 90 年代中期，朱恩在位于马里兰州的贝塞斯达，现今称为沃尔特·里德国家军事医疗中心工作。隔着一条街，中心对面就是美国国家卫生研究院。当时，一位博士后研究员前来应征他实验室里的一个职缺。布鲁斯·莱文来自一个科学世家，从高中开始就在实验室工作。当应征朱恩的实验室职缺时，他就坐在自己出生的产科病房正上方两层楼处，这有如前兆一般。莱文加入了朱恩的实验室。他身为一位博士生，很高兴成为医院环境的一部分。

莱文和朱恩开始探究如何使 T 细胞在人体外生长。当时，在实验室里培养 T 细胞是一项重大挑战，涉及细胞信号分子或者是树突状细胞的复杂混合。不难想象，对于研究 HIV 的人来说，这种情况并不好。研究人员需要一种简单的方法来模拟人体细胞内的病毒。朱恩和莱文解决了这个问题，方式是制造一个人工树突状细胞。树突状细胞是一种全身都会产生的免疫细胞。被称作树突，是因为它们有像树一样的有趣外形，细胞的边缘像是树根一样分叉。除了其他功能，它们还向 T 细胞提供信号，告诉细胞要熟化。朱恩和莱文培育了一个人工的树突状细胞：一个细小的珠子，可以在 T 细胞里诱发相同的效果。人工细胞相当成功；每两周将它们加入培养的 T 细胞中，T 细胞就可以轻易地在培养箱中成长。但是，当他们在从 HIV 携带者身上提取的 T 细胞上测试他们的技术时，奇怪的事情发生了。一度蕴藏病毒的 T 细胞，突然能抵抗 HIV 感染。这是个谜：人工的树突状细胞如何赋予抵抗 HIV 感染的能力？

答案在他们 1996 年发表论文之后才拨云见日：在培养箱中培养的 T 细胞没有表现 CCR5。人工树突状细胞除了告诉 T 细胞要熟化之外，也将 CCR5 从细胞表面清除。没有 CCR5，HIV 就无法感染细胞。

朱恩和莱文继续他们的研究，这些观察让他们印象深刻。朱恩将他们的实验室迁到宾夕法尼亚大学，并在 2004 年接待了一位老朋友的拜访。这位老朋友是戴尔·安多。在该年落脚于桑加莫生物科技公司之前，安多曾短暂任职于好几家不同的生物科技公司。他为朱恩带来了一个疯狂的点子：用"星际大战法"来治疗HIV。安多假设，他们"如果能打倒HIV进入T细胞所需要的辅助受体呢"？这主意听起来疯狂，但更疯狂的是安多拥有的数据。他们能够打倒辅助受体的效力只有1%。耗费时间和金钱在这样没效率的技术上真是疯了。若是其他人，而不是他的朋友安多提出来，朱恩有可能否决整个想法。但事实就是，朱恩告诉莱文这个点子，然后不屑一顾地加了一句："是啦，最好这样行得通。"

1995年，爱德华·兰菲尔创立了桑加莫生物科技公司。出于对基因疗法的强烈兴趣，兰菲尔曾为索马堤克斯工作，这是搭上基因疗法风潮的创投公司中的一家。就基因疗法而言，这是一个充满挑战性的时期。几乎每个兰菲尔想要取得的基因都已经有人拥有，知识产权上的限制正在弱化这个新产业。兰菲尔坦言："这很不理想，你只能取得你有办法得到的东西。"

在协商这些复杂交易的过程中，兰菲尔开始关注斯里尼瓦桑·钱德拉塞加兰的研究。钱德拉（朋友都这么叫他）曾是约翰霍普金斯大学杰瑞里·博格实验室的博士后研究员，当时他创造了锌指核酸酶（ZFN）并且取得了专利，这是一种小型的基因编辑机器。为了制造它们，钱德拉将两种从自然界借来的机制组合在一起。第一种是锌指，锌指在研究非洲爪蟾的 RNA 时首度被发现。科学家纳闷这种生物的 RNA 如何坚固地黏附在特定一种蛋白质上。他们发现，秘密在于一种蛋白质的特殊结构，它有着拉长如指状的结构，以锌离子为中心连接在一起。在自然界中，这是一个完美的例子，说明了如何瞄准特定的 DNA 并将之抓起来，这个东西就是锌指。钱德拉将几种锌指蛋白质缝合在一起，然后将它们附着于一种能切割 DNA 的酶上。这些被称为限制性核酸内切酶的酶，最早是在细菌里发现的。神奇的是，细菌用这些酶来击退病毒。酶将入侵者的 DNA 从原生的 DNA 内切除。这些酶是分子生物学和克隆的有力工具，让科学家能够切割他们正在研究的 DNA，并重新排列。钱德拉将锌指的 DNA 抓取特征和限制性核酸内切酶的 DNA 切割能力结合，创造了一种全新的工具。

不过，索马堤克斯对锌指核酸酶兴致索然，但这没有阻碍兰菲尔，他知道自己已经找到一种强大的新科技。在被知识产权法所困扰，使基因疗法陷入瘫痪之后，兰菲尔很感激有了这个全新方法来塑造基因。他决定孤注一掷，成立自己的公司。靠着家人和朋友，他筹措了 75 万美元来开创他的事业。回想那些年时，兰菲尔说他"应当很害怕才对"。不过，那些年却令人感到振奋。

用这个来对付 HIV 的想法是数年后，戴尔·安多加入公司时才有的。他和桑加莫的科学主管菲利普·格里高利构思了一项计划，想利用锌指核酸酶的专一性来攻击 HIV 进入 T 细胞所需的辅助受体。每个锌指都被设计成只黏附在基因的特定部位。桑加莫为 HIV 设计的锌指核酸酶专门瞄准 CCR5，而且只会瞄准 CCR5。锌指会与 DNA 的 12 个碱基——A、T、G、C——相匹配。若要去除 CCR5 基因，只抽出一条 DNA 链是不够的，因为细胞会修复它。应该要将编码 CCR5 的两条 DNA 链切割，因为细胞无法好好修复双链断裂。我们的修复酶需要互补单链所包含的信息才能重建基因。这就像是破坏一栋建筑，如果只拆掉一面墙，只要依靠剩余的墙的结构也能修复。但假使我们拆掉所有墙，建筑就完了。

因为这个理由，两个锌指核酸酶被送入细胞核。每个锌指朝着它特定的目标前进：编码 CCR5 基因的单链 DNA（见图 25.1）。锌指黏住 DNA，将分子牢牢抓住。只有当 DNA 已经在其掌中，锌指核酸酶才会开始进攻。如果各自行动，任何一个酶都没有切割 DNA 的能力。但当两个锌指核酸酶完美排列，它们就成了一个二聚体，两半合一，能精准地切割双链 DNA。这就是对付 HIV 的方法。使用专门针对 CCR5 的锌指核酸酶，它们就能将 T 细胞表面的 CCR5 一扫而尽，阻挡 HIV 进入细胞。

基因疗法有潜力作为疫苗，防止接触病毒的健康人士受到感染。它也可以是一种治疗方法，将病毒从那些蕴藏病毒的人

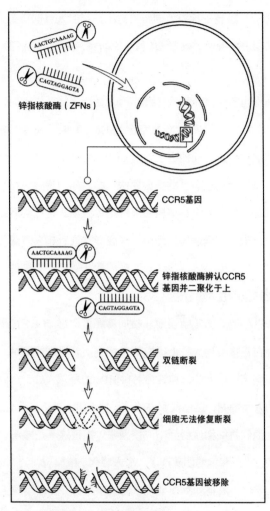

图 25.1 锌指核酸酶将 CCR5 移除的方式

两个锌指核酸酶被送入一个细胞，每个都包含能够黏附 CCR5 基因的区域。当它们都黏着在基因上，伴随着它们的限制性核酸内切酶会结合并且让双链 DNA 断裂。被施予锌指核酸酶的细胞没办法制造 CCR5 蛋白质，因此将 HIV 阻于门外。

体内消灭。这是一种极为创新的方法，可能太过创新了。对于大部分头一次听说这一方法的科学家而言，实在太疯狂了。

朱恩也不例外。尽管如此，因为命运之故，朱恩的背景可说是为这项不寻常的计划量身定制的。20 世纪 90 年代培养 T 细胞的那些日子，让他有了处理 CCR5 和 HIV 的经验。他正在积极寻求治疗癌症患者的基因疗法，并对如何将其应用在 HIV 上感兴趣。他有操纵和移植血液细胞的经验。这些要素结合在一起，让他有完全适切的经历，来进行这项看起来疯狂又复杂的计划。事实上，以这项计划所需的混合研究经验来说，很难想象有其他研究人员有办法应付。

朱恩和他的团队勉强地从桑加莫那里取得 CCR5 锌指核酸酶，并在直接由病人身上提取的 T 细胞上开始进行测试。他们私底下嘲笑这种方法，称其为对付 HIV 的星球大战。他们处理难搞的人类细胞，然后找到办法让干扰 CCR5 的方式更为完善。而后，他们将细胞注射到小鼠模型中。不过这不是随便一个小鼠模型：朱恩和他的团队选了一个人源化小鼠模型。

人源化小鼠是动物模型领域的最新趋势。在动物身上模拟疾病的问题是，其永远无法完全模仿人体内的病原体。人类疾病在小鼠身上的表现与在人类身上的不一样。以 HIV 来说，问题相当严重。小鼠不会感染 HIV，因此我们转而使用猴子感染模型来替代。但即使是在我们的灵长类表亲身上，我们也遇到了问题。除了黑猩猩，猿猴类不会感染 HIV，但由于它们在野外濒临绝种，黑猩猩已经不得再被用作动物模型。反之，我们用的猴子模型感染的是 SIV，亦即猴免疫缺陷病毒。SIV 是 HIV 的近亲，其行为与人类的相似，但绝非一模一样。SIV 有超过 40 种病毒株，各自原生于不同的灵长类物种。尽管有多样的病毒株可供选择，但从基因上看，最常用于研究的 SIV 病毒株中只有 50% 与 HIV 的病毒株相符。

　　HIV 和 SIV 之间最大的不同，可能在于大部分的 SIV 不会导致疾病。病毒在猴子体内繁殖，却没有太大影响，猴子依然可以正常生活。随着时间的推移，病毒和猴子的共生逐渐修正，进化替病毒与宿主之间稳定的休战状态铺平了道路。猴子可以如此，但人类不行，原因在于它们与 SIV 共存的时间比人类久，可能超过 3.2 万年。相较之下，HIV 只有 100 年来适应我们，而 SIV 有的是时间来解决这些问题。

　　因此，大部分 SIV 模型并不太适合用来研究 HIV。因此，研究人员开发了 SIVmac，将一种从白颈白眉猴身上提取到的 SIV，置入恒河猕猴体内。恒河猕猴是一种在野外不会自然感染 SIV 的猴子。因此它们还没有时间适应病毒，尤其是来自另外一种猴子的病毒。这就是为什么 SIVmac 行为更像 HIV：它会致病，甚至致死。

所有进入临床试验阶段的 HIV 疫苗，都是通过 SIVmac 模型进行的。虽然导致疫苗失败的因素不计其数，但通往这些失败疫苗的道路都是铺在恒河猕猴身上的。尽管疫苗能让猴子幸免于感染 SIV，但研究人员无法将之成功转换至人类身上。这两种病毒，还有猴子和我们之间，存在太多差异。

人类通常要 7 年到 10 年才会发展成 AIDS。在 SIVmac 模型中，通常 6 个月内就会达到罹患 AIDS 的状态。这 6 个不安的月份，特征是极端高量的病毒，还有恶化的 CD4+ T 细胞。比较这两种病毒的病程，SIVmac 只不过貌似 HIV 而已。

使用猴子模型产生的其他问题是费用（安置灵长类，以及对灵长类进行实验，需要大型且具有足够资金的猿猴中心），还有取得足够的猴子本身也是个全然不切实际的事情。在统计数据全然依赖研究规模的科学界，这是个难以化解的问题。即使如此，SIVmac 仍是唯一的选择。它可能不是最好的，但它是唯一能测试 HIV 疗法的动物模型。

情况本是如此，但后来人源化小鼠模型出现了。小鼠一直是动物研究的宠儿，因为要取得大量小鼠很容易，而且维护它们也不贵。然而，小鼠的问题是，它们和人类并不太像。最常用于研究的小鼠品系称为 B6，与人类的基因组有 85% 的相似度。相较之下，恒河猕猴的相似度是 95%。差异不只存在基因中，也存在于那些基因的表达上，有许多并不相似，特别是在免疫系统方面。一项针对炎症性疾病的研究表明了这一点。在这项研究中，人类基因和鼠类基因的表达并不相符。这些差异产生了临床后果：利用小鼠测试研发出来的150种败血症药物中，没有一种在人体试验中有效。

要是有一种动物模型，能结合小鼠模型的简易和费用，还有猴子模型的临床相关性，那该有多好。既然自然界并不存在这种例子，研究人员只能自己制造：人源化小鼠模型于焉而生。简单来说，这个模型对小鼠的基因进行了改良，使它没有自己的免疫系统，然后为它植入人类的细胞和组织。因为小鼠没有免疫系统，它不能抗拒人类组织，反而会让人类细胞繁殖，在小鼠体内形成一个稳定的人类免疫系统。

该模型有时是用干细胞制成的。人类干细胞会找到小鼠的骨髓，并将自己安置在骨髓中。从这里，它们形成了人类免疫系统的所有细胞，在全身的血液、肾脏、肝脏、胸腺、肠道、淋巴结，甚至大脑中形成了复杂的组织网络。在某些小鼠身上，它们会创造出原本不存在的组织。例如，在某些没有胸腺的小鼠身上，干细胞可以自己形成该器官，一簇紧密的全新人体组织，不断地供应成熟的T细胞。

可以想象，这些小鼠很脆弱。让它们能被注入人类细胞的因素，是数种造成残疾的突变。一种典型的突变是重症联合免疫缺陷，或者更常称为泡泡男孩病。天生患病的婴儿没有能运行的免疫系统，而且通常出生一年内就会死亡。那些幸存下来的孩子必须一直处于无菌状态。同理，有这种疾病的小鼠，也必须一直活在无菌状态中并受到温柔对待。

所以，当朱恩要测试他从桑加莫取得的、能切割 CCR5 的锌指核酸酶时，决定使用人源化小鼠。

朱恩和他的团队拿到人类指挥 T 细胞，并用桑加莫能切割 CCR5 的锌指核酸酶进行了处理。而后，他用培养的方式让 T 细胞增生，再将它们移植到人源化小鼠模型里。当他让这群小鼠感染 HIV，借以挑战它们时，他发现小鼠体内出现了一个全新的天择世界。HIV 杀死了那些锌指核酸酶未触及的 T 细胞，而锌指核酸酶处理过的 T 细胞活了下来。效力大幅提升，从原本仅有 10% 的 CCR5 基因被敲除，升高至超过 50%。终于有个合理的数字来击退病毒了。

感染 HIV 一个月后，与那些接受对照组细胞的小鼠相比，接受锌指核酸酶处理过细胞的小鼠体内，有较低量的病毒。在治疗群体里的平均病毒量是每毫升 8300 个，而对照组则是每毫升 60100 个。此外，CD4+ T 细胞在那些接受特殊治疗的小鼠体内也显著高于对照组。所有迹象都表明锌指核酸酶是一种对抗 HIV 的新基因疗法。

朱恩从他开发基因疗法的研究中，了解到该怎么做才能将新药带入临床试验阶段。但他发现，癌症治疗和 HIV 治疗的募资系统相当不一样。说服基金会和监管机构相信一种没有根据、与传统相左的 HIV 疗法并不容易。在美国国家卫生研究院基因重组 DNA 顾问委员会的一次会议上，他回忆起说服这群人相信他们能找到合适的患者群体是多么大的挑战。然而，当柏林病人布朗的新闻一发布，态度就开始转变了。突然间，就有了这么一个活生生的例子，证明改变一个人的基因可以治疗 HIV。基因疗法突然从一个不太可能的来源得到一剂强心针。朱恩将布朗的故事称为"转折点"。他说："布朗之后，你可以在公开场合讨论基因疗法，你可以为此获得资金。"这来得正是时候。当朱恩试着组织第一次用 CCR5 锌指核酸酶作为 HIV 疗法的临床试验时，这个消息就来了。关于布朗的故事，他说："如果你把'奇迹'定义为非常稀有的事件，那这绝对算是一件。"

朱恩的锌指核酸酶临床试验始于 2009 年。临床试验的第一阶段测试了几个不同治疗组进行的实验性治疗。第一组是 6 位两种不同药物疗法都失败了的患者。这是一群需要帮助的 HIV 阳性患者：抗病毒药物对他们无效，或许基因疗法可以介入来拯救他们。这组病人将接受一次剂量为 50 亿到 300 亿个他们自己的 T 细胞（已经被锌指核酸酶修改而不会表达 CCR5）。希望这些细胞一旦在体内重新融合，在面对 HIV 时会有选择性的优势，并且就像布朗的细胞一样，不让病毒迫近。

第二组病人属于较典型的 HIV 感染者。这组 6 位患者将接受正常的抑制性治疗。与第一组不同，他们在抗病毒药物方面表现良好。同样的，他们接受了50亿到300亿个自己的细胞，这些细胞已经通过基因改良，具有对抗病毒的能力。然而，这组人将经历一次疗程中断，有12周的时间他们将停止用药。这里的概念是，为了使基因疗法发挥作用，研究人员必须对病毒施加基因压力。如同小鼠唯独在面对病毒时，基因改良细胞的数量才会增加，同样的状况必须在人体内复制，才能看到效果。他们需要为选择压力制造正确的环境，而这意味着他们需要病毒。

而第三组患者正在接受正常的抑制性治疗，但是，虽然药物消灭了他们的病毒，却没有将他们的T细胞带回到理想的水平。这组共6位病人也会接受同样剂量，来自他们自己的改造细胞。可是不像第二组，不会借着疗程中断来测试他们。对于这组人来说，这样太冒险了。

18位患者需要来诊所两次，抽取T细胞。这是个无害的过程，就像一般抽血一样。他们也在治疗前后进行了直肠活检，好评估改造细胞是否有到达身体组织。在首次抽血后5周，他们将接收进化后的新T细胞，这些会重新注入他们的血管。所有患者会受到缜密的监视。注射细胞4周后，第二组人将停止服用抗病毒药物12周，这一疗程中断设计旨在使基因改良细胞具有选择性优势。

这项临床试验是第一次使用锌指核酸酶，其主要目的是测试新科技的安全性，而非测试基因疗法的效力。因此，参与者不会完全停止服用抗病毒药物，这是唯一一个可以完整测试基因疗法的途径。朱恩和他的团队发现锌指核酸酶是安全的，基因编辑机器并没有瞄准任何一个它们不该瞄准的基因，也没有造成不良的反应。此外，基因改良细胞也到达了肠道黏膜，这是任何试图治愈 HIV 的疗法的重要组成部分。

在治疗 HIV 方面，结果与在人源化小鼠模型里的发现极为相似。易感染 HIV 的细胞被杀死。经锌指核酸酶修改以抵抗 HIV 的细胞则存活了下来。这与布朗的例子很像：病毒杀死他的细胞，但对于没有表达 CCR5 的新细胞则手下留情。这也像小鼠一样：为了扩增经过基因改良的细胞，HIV 的存在是必要的。当基因改良细胞增加，它们就可以减少病毒并且让 T 细胞激增。这些结果只有在暂时停止服药的病人身上看到，就是第二组患者。这可能是因为基因疗法需要病毒本身的选择压力，才能对它行使控制。这一点在朱恩临床试验中的一位成员身上表现得更为明显。他和布朗一样，是 Delta32 突变的异形合子，他有一个 CCR5 的功能性拷贝，还有一个没有作用的拷贝。这位被称为特伦顿病人的男士，已经在基因上占了上风。他不需要抗病毒治疗，就能够完全控制病毒。跟布朗不一样的是，他是通过基因疗法获得的这个优势。

这些发现是史无前例的，是首个成功的 HIV 基因疗法试验案例。这促使朱恩使用曾经禁止的"治愈"字眼，他说："我们从疗程中断研究中所取得的数据令人振奋，而且代表着HIV/AIDS'功能性治愈'的重大进展。"朱恩的这种基因疗法并非没有风险，但是与骨髓移植相比，这种疗法在经济和医疗上的困难较少。此疗法的花费，大约比终身服用抗病毒药物的花费少了30万美元。由于此种疗法需要操作的只是病人本身的细胞，所以此类型的疗程可以在诊所里安全进行。

朱恩对该研究的未来感到兴奋。下一步很明确。朱恩知道他们必须让病人脱离抗病毒药物。病人拥有的基因改良细胞越多，自我控制病毒的能力就越强。获得更多基因改良细胞的唯一途径，就是延长病人疗程中断的时间，而且有可能完全终止治疗。参与第二阶段临床试验的患者在2013年加入，他们是第一批有真实可能性，通过基因疗法治愈HIV的患者。

朱恩认为，他的癌症和HIV临床试验不断地相互影响，他将来自这两种相异试验的数据视为"思想的异花授粉和施肥"。虽然如此，他说癌症和HIV试验所受的待遇不同，替新的HIV疗法争取认同和资金要困难许多。他说："这是从事科学工作最好也是最糟的时刻。"最好是好在科学的前途似锦，最糟是糟在缺乏追求这种科学的资金支持。

在支持科学的资金萎缩之际，朱恩感到忧心，因为他需要有人投资，将这个有前景的临床试验结果，转换成能治疗各地

HIV 携带者的实际疗法。他发现，传统上有能力推动新疗法上市的大型制药公司，对此欠缺动力。现行那些能够控制 HIV 的抗病毒药物，就可以让制药公司获得可观的利润，所以它们几乎没有动力进行更多的投资，以将治愈 HIV 的疗法推向市场。

朱恩很乐观。他相信，"只要几位成功的患者就能让态度立刻转变"，而且他认为这些患者就在他身边。他希望私人投资者能跨出信念的第一步，这是将疗法带给更广大的患者群体所必需的。一旦这种情况发生，朱恩推论制药行业将会追随。不幸的是，他知道医学研究经费的政府来源，也就是美国国家卫生研究院，没有投资 HIV 疗法的预算。问题仍在：我们可以治愈HIV，但会有人资助吗？

2012 年，布朗拜访朱恩在宾夕法尼亚大学的实验室。实验室的墙上展示着布朗的照片。朱恩说，这"几乎像是宗教一样"。他视布朗为"起死回生"的人。当布朗在迷宫般的实验室和组织培养房中移动时，他的存在似乎就鼓舞着周遭的学生和技术人员。用朱恩的话说："$n=1$ 是件不可思议的事情。"在科学中，$n=x$ 表示一项研究中参与者（x）的人数（n）。在一个数据驱动的领域里，参与者越多，结果就越令人信服。但是布朗的案子是个例外，他的故事的力量超过了统计数字的意义。科学家也只是人，有时候一个伟大故事的影响力，就跟最完整的数据组一样强大。我们不能低估一个故事对科学进程的影响。

26
有个孩子被治愈了，那又如何

2013 年初，在亚特兰大举行的第 20 届逆转录病毒和机会性感染大会上，研究人员翻到编号 #48LB 的论文时，个个目瞪口呆。这论文是一篇截稿前才发表的摘要，表明数据是全新的，从来没发表过。这篇摘要的标题是《一位已感染的婴儿在极早期接受 ART 之后 HIV 得到功能性治愈》，是个令人兴奋的发展。摘要的开头写着："一例 HIV 治愈案例发生在一名接受骨髓移植的已感染成人身上，"指的当然是布朗。而论文报告的案例和布朗的大相径庭。一个孩子在出生后 30 小时内，接受了 3 种抗逆转录病毒药物：霍维茨的 AZT、3TC（拉米夫定）和奈韦拉平。出生第二天，医生在小女婴身上检测出 HIV，之后每周进行检测。在 4 次连续抽血中，他们使用高敏感 PCR 来检测 HIV。婴儿是 HIV 阳性。但出乎医生意料的是，病毒在婴儿体内慢慢地消失了，在第 30 天时几乎完全检测不到。两年后的今天，医生有自信声称这孩子已经被治愈。

又是"治愈"这个字眼。但如今布朗在 HIV 领域内影响太大了，以致医生不再害怕使用"治愈"这个字眼。没被承认但同样有影响力的是哈恩，也就是第一位柏林病人，他是第一个测试及早治疗临床试验的幕后推手。在这个孩子身上，是两位柏林病人的共同承诺。哈恩和布朗的共同经验是，消灭病毒窝。婴儿接受了非常早的治疗，就在被母亲感染之后，与哈恩得到的及早治疗类似。由于这么早就接受治疗，病毒窝无法在其体内立足。然而，也与两位柏林病人相似的是，用高敏感 PCR 检测到的少量病毒，存在于从婴儿身上抽取的名为单核细胞的血细胞亚群中。这就是从两位柏林病人身上得到的统一经验：我们不必完全消灭病毒。我们可以通过清除足够多的病毒来达到 HIV 的功能性治愈，不论是通过像哈恩接受的及早积极疗法，还是受布朗启发的基因疗法。

国家过敏与感染疾病研究所的所长安东尼·福奇相信，及早治疗是通往治愈的路径，例如该婴儿那样。谈到这种治疗的远景，他说："儿童会是第一批被治愈的群体。"这是来自福奇的一个非常强而有力的声明，因为他对这种说法是出了名的谨慎。福奇说他是个科学家，因此"我不会为了任何事情信口开河"。即使在他的科学怀疑精神之下（身为一位对研究人员和决策者具有如此影响力的人物，一定要有这样的重要特质），福奇在谈到布朗时却说道："光是有一个人被治愈，就激发了如此多的热情。"这再一次说明，有时候故事的影响力比数据更重要。

2013 年 4 月，在明尼苏达大学医学中心，一位叫埃里克·布卢的 12 岁男孩被植入了与布朗十分相似的细胞。这些细胞与布朗所接受的一样，是造血干细胞，但这次这些细胞并非来自一位陌生人的骨髓，而是一位刚出生的婴儿。这些干细胞源自脐带血，亦即婴儿出生时从脐带和胎盘中搜集而来的血液。

造血干细胞会形成我们免疫系统的所有细胞，在脐带血中的浓度极高，比骨髓高出 10 倍之多。更好的是，脐带血干细胞不像由骨髓取得干细胞一样需要开刀，而是存在于分娩时被丢弃的副产品中。另外，骨髓细胞需要捐赠者和受赠者之间完全配对，但脐带血细胞不需要，因为这些细胞比起那些从成人骨髓中抽取的细胞更加原始。脐带血细胞的原始属性，也代表它的风险小于骨髓移植。接受脐带血移植的患者一般不容易发生移植物抗宿主病，这是一种移植细胞攻击宿主身体的致命性疾病。

科学家评估，发现具有 Delta32 突变，而且配对相符的骨髓捐赠者，概率是千万分之一。由于脐带血不用完全与患者的血液相符，只需要找到具有 Delta32 突变的捐赠者，事情因此变得简单得多。这正是研究人员做的事情。小男孩要先接受化疗和放疗，以销毁他充斥着癌细胞和 HIV 的免疫系统。然后，他们再注入天生能抵抗 HIV 的脐带血细胞。研究人员希望这个男孩可以像布朗一样，一举治愈他的癌症和 HIV。男孩接受变异的脐带血细胞一小时后，布朗打电话给他，祝他好运并给他建议："当你可以的时候，一定要尽快下床锻炼，去做你喜欢做的事情，去打篮球吧！"

首席研究员约翰·瓦格纳归纳疗程如下："如今还有 HIV 和白血病患者正等待着这样的突破。但对那些只有 HIV 的人而言，这个病人若是成功，将会驱使整个科学界去寻找可能更安全的策略，比如对病人自己的骨髓细胞进行转基因诱导突变。"

不幸的是，7 月 5 日，也就是他接受移植的两个半月后，布卢去世了。男孩患上了移植物抗宿主病，也是这种病曾差点夺走布朗的生命。虽然脐带血移植比较不容易发生移植物抗宿主病，但任何骨髓移植都是危险的事。布卢的死凸显的是，这类移植只能用在因癌症而非移植不可的患者身上。他的案例虽然有着不幸的结局，却仍然激励了世界各地的医生，试着用抗 HIV 的脐带血移植，治疗同时遭受癌症和 HIV 折磨的患者。尽管如此，如果我们要治疗那些没有癌症的 HIV 患者，我们必须找到更安全的方式来转化布朗的成功经验。

哈恩的案例在 20 世纪 90 年代后期得到大量关注之后，基于其疗法的临床试验陆续失败，该领域开始对及早治疗 HIV 的方式更加谨慎。尽管这样的怀疑确实有道理，但有一位研究人员仍旧专注于找寻治愈方法，他就是戴维·马戈利斯。马戈利斯 1985 年毕业于塔夫茨大学医学院，然后留在塔夫茨当住院医师。当 HIV 横扫波士顿查尔斯河对面的众多医院之时，马戈利斯人在塔夫茨，觉得自己被隔绝于这次疫病大流行之外。他渴望治疗 HIV 携带者，但他们连半个都没有。这番热情带着他来到美国国家卫生研究院，研究感染性疾病。在那里，他一头扎进 HIV 医学研究的烈焰中。这是一个独一无二的领域，让这位年轻医生有机会将分子生物学应用到临床医学上。

尽管那些有问题的及早治疗临床试验，无法复制哈恩的特殊经验，但马戈利斯对消灭 HIV 的追求让他在 HIV 研究领域中显得尤为特别。当时，公开谈论 HIV 的功能性治愈并不风行，马戈利斯却锲而不舍。

马戈利斯寻找的是一种平行策略，这跟耶森当时的策略类似：耶森追求以一种实验性抗癌药，抢在病毒窝还没掌权之前先消灭病毒。马戈利斯对一组叫作组蛋白去乙酰酶抑制剂的抗癌药物颇感兴趣。这种药物的作用方式，是改变我们对自身 DNA 的控制。DNA 被紧紧地缠绕在称作组蛋白的蛋白质周围。由于我们的 DNA 是又长又庞大的链条，所以我们必须将它们缠在这些组蛋白周围，好让它们整齐排列。就像花园里的水管缠绕在架子上一样，组蛋白去乙酰酶让 DNA 卷绕在组蛋白四周。这种酶的存在，让我们得以解开 DNA，让细胞可以复制和转录基因的信息。这种酶是我们如何运用基因的关键。

癌症研究人员假设，借由抑制这种酶，他们能够激发抑癌基因。这个基因一如其名，能够保护细胞免受癌症的侵袭。这个假说是正确的：伏立诺他由默克集团研发，是这类抑制剂中，第一个于 2006 年获得美国食品药品管理局认证，能够用于治疗癌症的药物。

马戈利斯等 HIV 研究人员注意到这种抑制剂的使用。自 1996 年马戈利斯首次发现这种抗癌药物是如何与潜伏的 HIV 交互作用，他便持续研究这类抑制剂。如先前所述，若要将身体里的 HIV 消灭，主要的挑战是病毒能够躲在我们的 DNA 里。当它这么做时，它就被称为潜伏病毒，因为虽然它不容易被检测到，却能持续作为病毒来源，基本上就是个标准抗病毒药物无法消灭的病毒窝。即使服用数十年的抗病毒药物，也检测不到病毒，而一旦停止用药，病毒就会回来。正由于病毒窝之故，马戈利斯相信组蛋白去乙酰酶抑制剂有潜力将躲在 DNA 里的病毒连根拔起，就像它唤醒抑癌基因一样。借由展开 DNA，该药物可以揭露躲在里头的病毒。这时候是 21 世纪初期，而伏立诺他还没上市。已经上市的此类抑制剂还有丙戊酸，一种用来治疗癫痫和情绪失调的药物。

2004 年，马戈利斯加入一项试点研究，研究中 4 位患者同意每日两回接受这种奇特的治疗并持续 3 个月。马戈利斯和他的团队随后对静止 T 细胞内的 HIV 数量进行了量化。这些没有积极分裂的免疫细胞，是根除病毒的最大挑战。如果马戈利斯能让这些细胞将 HIV 释放出来，他就知道自己一定做对了什么。4 位患者中，有 3 位的潜伏病毒窝大幅缩小，平均减少了 75%。当马戈利斯和他的同事于 2005 年在医学杂志《柳叶刀》上发表这些结果时，他们在 HIV 领域和知名媒体上引起了轰动。然而兴奋只是一时的；看似让人期待的病毒窝消退情形，却渐渐不见了。在服用丙戊酸 8 个月后，病毒窝回来了。如同先前无数次消灭病毒的尝试一样，丙戊酸在理论上表现得比在人身上更好。

许多科学家面对如此令人失望的数据，恐怕都会放弃组蛋白去乙酰酶抑制剂，但马戈利斯没有。他推断，问题在于找到合适的药物。他将注意力转向另一种已知的对多种酶有强效作用的抑制剂：伏立诺他。这是一种他长久以来感兴趣的药物，但最近才可用于人体试验。不幸的是，伏立诺他不似丙戊酸无害，它能造成 DNA 突变，而这可能导致癌症。马戈利斯花了 3年，才说服美国食品药品管理局准许他测试这种药物。

2012 年，在美国华盛顿州西雅图举行的第 19 届逆转录病毒和机会性感染大会上，一间会议室里挤满了人，急切地等待马戈利斯的伏立诺他试验结果。会议室没什么特色，它就像世界各地任何一间会议室一样，但是里面的观众非常激动，他们知道有什么事情将要发生。几个月来，HIV 研究人员之间一直在谈论马戈利斯的试验，以及其充满希望的结果。如今，最新的摘要里即将揭晓结果。会议室无法容纳下殷切期盼听到结果的人群，与会者还占满了另外两个房间。

马戈利斯的伏诺立他试验结果规模虽小，却令人印象深刻。马戈利斯有 6 位受试者，这 6 位男性 HIV 携带者仅仅接受了一剂药物，因为美国食品药品管理局限制它的用量。在这样的限制之下，研究人员之间对结果并不期待。在这 6 位男性中，静止指挥 T 细胞里的病毒窝都增加了，平均增加了 5 倍。这表示，药物正在释放躲在 T 细胞中的潜伏病毒。当时由该大学刊发的新闻稿中，马戈利斯说："这是有史以来，我们首度证明有方法可以专门针对潜伏病毒，这是迈向治愈 HIV 感染的第一步。"他的结果与莎伦·莱温的研究结果相呼应。莱温是一名来自澳大利亚的研究人员，她在自己对伏诺立他的小规模临床试验中，也发现类似的安全性和效用结果。研究人员期盼，哈恩被治愈所带来的远景，能够借由这个全新但类似的消灭策略实现。

如今握有 8 位患者的良好结果，马戈利斯已经说服美国食品药品管理局同意他进行更大规模的伏诺立他临床试验。在一项正在进行的临床试验中，受试者将每周服药 3 次，为期 8 周。

"癌症、糖尿病、多发性硬化症，你可以罹患这些疾病中的任何一种，但它们不像 HIV 一样，会让你归类为'他者'。"马戈利斯的患者仍然在问他："什么时候会有解药？"仿佛从来没有人治愈过 HIV 一样。

27

锌指一弹

在他们想出两位柏林病人所接受的独特疗法时，耶森和许特尔有个有趣的共同特征：他们都没什么经验。许特尔从来没有治疗过 HIV 患者，而耶森也只是非正式地测试过及早积极疗法，毫无进行临床试验的经验。同样，当桑加莫委托南加州大学研究员保拉·坎农进行 CCR5 锌指核酸酶测试时，他们并没有太多期望。

坎农在基因疗法和动物模型方面都没有经验，然而缺乏经验这件事从来不曾阻止过她。成为一名科学家之前，她曾做过摇滚乐团经理还有婚纱设计师。凭借她迷人的英国腔、机智的头脑和一流的合作者，坎农说服了这家小型生物技术公司让她试试 CCR5 锌指核酸酶。她投出野心十足的一球。她提议在造血干细胞中使用锌指核酸酶，造血干细胞是所有免疫细胞的始祖。这些干细胞将被移植到人源化小鼠模型内，然后施以 HIV

来挑战它们。

考虑到坎农从没做过干细胞或者人源化小鼠模型，她的这项提议确实非比寻常。她是位年轻的助理教授，有的只是小小的实验室和不太多的预算。尽管有这些不利条件，桑加莫还是将 CCR5 锌指核酸酶寄给了她和其他研究人员。对公司来说，这没什么风险。坎农或许会也或许不会将数据传回来，如果她没这么做，其他研究人员也可能会。坎农带着一名没什么经验的研究生（就是我），还有那来自加州 HIV/AIDS 研究计划所给的一点点补助金，做出了资金较充足的大型实验室所不能做的事情：用锌指核酸酶来处理难搞的干细胞，将它们植入人源化小鼠体内，然后以 HIV 来挑战它们。病毒对免疫系统造成极大压力。结果非常显著：小鼠被施予由锌指核酸酶改造的干细胞后，发展出一个缺乏 CCR5 的人类免疫系统，没有 CCR5，病毒就进入不了 T 细胞。接受这种基因疗法的小鼠，都清除了体内的 HIV 感染。反之，接受假处理细胞（亦即经过同样操纵手段，唯一差别是没有 CCR5 锌指核酸酶的细胞）的小鼠，具有高水平的 HIV，并且演变成 AIDS。

这项令人信服的研究结果，在 2010 年发表于《自然生物技术》上。坎农所需要的就是适合的临床合作者，好将此技术扩展到人体试验上。正在此时，她认识了在加州杜瓦特希望之城国家医疗中心医院工作的约翰·扎亚。他们组成了一个团队，桑加莫的 CEO 称之为"梦之队"。两人提出一个大胆计划，将人源化小鼠身上戏剧性的发现转到人类身上。他们假设，这种疗法的最佳受试群体，就是像布朗一样患有急性骨髓性白血病的 HIV 携带者，这些是需要干细胞移植的病人。他们遍寻不着具有 Delta32 突变的捐赠者，因此他们将做的是最接近的事情：让干细胞看起来像是源于一位天生具有 HIV 抵抗力的人。然后，他们会将细胞重新注入病人体内，干细胞会漫游至骨髓，在那里它将形成所有组成人体免疫系统的细胞。如同布朗的经验，还有朱恩充满希望的数据一样，团队认为细胞在面对病毒时会具有生存优势。受到布朗的鼓舞，团队相信他们能创造出一种功能性治愈疗法。

这项计划非常大胆，且所费不赀。在他们将新技术推向临床试验之前，所需的安全性研究并非儿戏，试验本身也非常昂贵。这是一个问题，因为尽管美国国家卫生研究院资助基础研究，但他们对转向临床试验的先进研究总是退避三舍。团队于是向加州再生医学研究所提供的新基金提出申请。州长阿诺德·施瓦辛格为了因应乔治·布什总统冻结对干细胞研究的联邦基金，成立了该研究所。从坎农那微薄的 5 万美元资助金里生出来的数据，在当年的加州再生医学研究所获得最高分。这个参照布朗案例而来的资助申请计划书，带来了研究需要的资金：1450 万美元的巨额资助。

对于有人对她的研究结果感到惊讶，坎农仍然觉得好笑。她说："这方法能奏效，就像是'根本理所当然嘛'！这是最稀松平常的事情。我那时还没心理准备，看到其他人对这些结果叹为观止。"

2008 年，蒂莫西·亨里奇第一次听说柏林病人的故事时，是他在波士顿布莱根妇女医院内科担任住院医师的第二年。他马上明白，这正是 HIV 研究的走向，他认为柏林病人是"继抗逆转录病毒疗法之后，最令人振奋的发展"。身为一位对感染性疾病充满兴趣的年轻医生，他想要成为这 10 年 HIV 界大事中的一分子，此时柏林案例正在改变 HIV 研究人员看待未来的态度，另外"治愈"的字眼再次开始有人使用。可惜的是，亨里奇太忙了，他的行程被住院医师的沉重工作挤得满满的，没什么时间让他做研究。

两年后，亨里奇在布莱根妇女医院担任感染性疾病研究员，当时他正在找寻一个研究项目。他对柏林病人的兴趣，与他对一个成功项目的需求一样，在这些年间不减反增。亨里奇作为一位年轻研究人员，正处在一个岌岌可危的位置。他带着有限的资金，渴望能有个项目，替他带来让自己取得医院教职所需的论文发表和资助。对任何一位正开始在所属领域起步的科学家来说，这是一段压力很大的日子：资金有限，时间宝贵，而且也没有太多教职可以分配。在这样的压力之下，许多医学专家倾向走一条简单的路，研究比较容易完成的科学，以尽可能发表更多论文。

亨里奇知道，他需要一个可以让他发表论文并且带来资助的项目，但是他不想在科学上妥协。在尝试了一个失败的项目后，他决定追随许特尔和柏林病人的脚步。如果科学家想将布朗的疗法，转化成各地的 HIV 携带者皆能适用的疗法，他们必须了解每个治疗要件在布朗最终的治愈中扮演了什么角色。布朗曾接受化疗、一种调理疗程，以及骨髓移植，还患过移植物抗宿主病，并接受了具有 CCR5 突变的捐赠者干细胞。所有的征兆指向 CCR5 突变是布朗被治愈的主因，这是因为布朗原本的 CCR5 对偶基因中，只有一个拷贝有 Delta32 突变，后来变成两个拷贝都有这种突变。这样就合理了：布朗基因型的改变，对应到病毒本身所施加的选择压力，最终赋予他清除病毒的能力。虽然这听起来完全合理，但没人能肯定他治疗中的其他因素没有影响结果。高强度的调理疗程有没有可能清除病毒？或者骨髓移植本身导致了戏剧性效果？这是亨里奇的疑问。

与他的指导教授达恩·库里茨克斯（布莱根妇女医院的艾滋病研究主任）一起，他们开始找寻符合条件的患者。他们需要找到感染了 HIV，同时在医疗上需要骨髓移植的人。他们不会试着寻找一位像布朗一样，天生能够抵抗 HIV 的捐赠者。他们的目标不是治愈 HIV，而是想看看接受骨髓移植会对 HIV 病毒窝有什么影响。他们假设，由于移植本身会替换掉病人自己的许多免疫细胞，因此会扰乱病毒窝。这和许特尔"重设免疫系统的时间"的概念类似。这么做也许还可以辨认哪些细胞是维持病毒窝的关键。

亨里奇的研究一开始时是回溯性的，但在取得惊人的结果之后，变得具有前瞻性。他本来正在处理已经接受疗程的患者的存档样本。但在意外的情况下，研究人员发现其中两个存档样本，来自患有淋巴瘤的 HIV 阳性男性。两位男性曾接受轻微消融治疗，用药物来清除患者骨髓里的自体细胞，好让路给移植细胞。这与布朗接受的侵略性消融调理疗程有很大不同。因为消融治疗程度很微轻，两位男性仍然可以继续服用抗病毒药物。布朗那种程度更深的治疗和化疗，意味着他必须停止服药。无论如何，结果和布朗的经验类似，捐赠者细胞落地生根到患者的骨髓里，然后随着时间，将患者的免疫细胞替换掉了。

亨里奇团队发现的事情出乎意料。他们原是希望能模拟静止 T 细胞中 HIV 病毒窝的衰退，这些 T 细胞在不知情的状况下，将病毒藏在自己的 DNA 里，让目前的抗病毒药物抓不到。然而他们发现，根本没有潜伏病毒。这两位男性，分别在两年半和三年前接受治疗，看起来分别根除了他们的病毒窝。2012 年 7 月，在美国华盛顿举办的艾滋病大会上，这个消息令人振奋，仿佛其中一位柏林病人给的承诺终于被兑现。随着各处以头条报道这则新闻，"治愈"这个字眼又开始流传。美国国家广播电台报道了这则新闻，标题是《骨髓移植后，又有两位患者离艾滋病治愈接近一步》。但事实上，这件事要复杂得多。

由于这两位男性没有停止抗病毒治疗，因此病毒是否会反复不得而知。另外，布朗的大脑、肠道，还有淋巴都曾进行活检，以追踪找寻 HIV 病毒窝，但这两位波士顿病人没有做任何新的活检。这是一个重点，因为众所周知，HIV 会躲在这些充满 T 细胞的人体组织里。

即使能够跨越这些障碍，仍有其他原因使得大部分感染了 HIV 的人不能使用这种治疗方法。如先前所述，主要的缺点是骨髓移植的高风险性。就像亨里奇自己说的："如果你不需要骨髓移植，你就不该做骨髓移植。"

该研究清楚地为根除病毒指引了一条可行的道路。这些研究人员能够消减病毒窝，而这原是一个治愈 HIV 的障碍。虽然骨髓移植永远不可能广泛用来清除 HIV，但该方法导出了其他技术，像基因疗法和组蛋白去乙酰酶抑制剂。

阿西耶·赛斯－西里翁在巴黎的巴斯德研究所担任助理教授，他对 HIV 及早治疗益处的相关研究感到不甚满意。不只是他，领域里许多人都觉得不满，因为我们仍然无法建议患者及早治疗，也无法确认这样做能带来什么益处（如果有的话）。针对这一点，赛斯－西里翁决定回头看看700位曾接受及早治疗的法国 HIV 患者的医疗记录。以哈恩的经验作为启发，在20世纪90年代末期，这些患者在急性 HIV 感染期间接受了抗病毒疗法。赛斯－西里翁的研究是一种回溯性研究，不需要新的患者。这类研究的好处是，只需要少量资金就能勘查大量患者，缺点是不能更改研究，因为它已经是过去式。在700位患者中，有75位于一年后陆续停止治疗，而这75位中有14位没有重返治疗。这14位患者变成所谓的 VISCONTI 队列（"针对控制者于疗程中断后的病毒学和免疫学研究"的缩写）。

　　这14位患者有几个特征。他们全都很早就开始治疗：在感染后开始治疗的时间点中位数是第39天。虽然不如在感染后数天便开始治疗的哈恩那么早，但这些人与当时急性 HIV 的研究对象相比，开始治疗的时间要提前许多。 VISCONTI 队列在停止治疗前，持续治疗的时间长短介于1年到7年之间。这也和其他较短期治疗的试验不同：这些试验类似哈恩自行决定的疗程中断（他在开始治疗后6个月就中断了）。与哈恩不同的是，该队列接受的标准治疗，并没有包含实验性抗癌症药物。和哈恩一样，许多患者在停止治疗后经历了短暂的 HIV 数量上升。与哈恩和非凡控制者不同的是，这些患者的突击 T 细胞没有任何特殊能力来瞄准 HIV。

大约在队列停止治疗 7 年后，研究人员在 2012 年于华盛顿举办的艾滋病大会上发表了研究结果。这 14 位患者维持着不需要治疗的状态。因为没有一位患者有可以控制病毒的基因，他们像布朗和哈恩一样，被宣告功能性治愈了。有意思的是，与布朗和哈恩一样，通过高敏感 PCR 检测，他们的 T 细胞内仍含有微量的病毒。更令人惊叹的是，虽然他们已经好几年没有接受治疗，但这群患者中有 4 位连这一小撮病毒都在持续减少。

拼图一片片地拼凑起来。从 VISCONTI 队列得来的证据，与柏林病人提供的非正式证据，连同被施予及早治疗而获得功能性治愈的婴儿案例，完美地联结在一起。这和组蛋白去乙酰酶试验提供的数据也吻合。答案并非全然消灭 HIV 感染。并非要将病毒消灭到丝毫不剩，而是有可能与一些仍躲在体内的 HIV 共存，它们是一小撮过客病毒，只是来凑凑热闹，不需特地费力去限制它们。达到 HIV 功能性治愈的途径有很多，从依据布朗经验而来的基因疗法，到根基于哈恩发展出来的及早治疗，但最终都通往相同的地方。

婉转地说，戴维·巴尔的摩对逆转录病毒的兴趣已经持续了很长一段时间。1975 年，他因为发现逆转录酶而获得诺贝尔奖，这是他在博士后研究时所做的事，发掘出逆转录病毒如何入侵我们的 DNA。即使在那个时候，他就看到这种潜力，他回忆道：

"当我们发现逆转录酶时，我突然想到的一件事情就是，这是通往基因疗法的一扇门。"早期追求基因疗法的人遇到了许多困难，因为该领域实在太新了，但潜力已经在那里。研究人员已经解出逆转录病毒如何进入细胞，并将它们的遗传物质安插在我们的 DNA 里。也许有方法让我们能操控这个系统，将我们所选的基因安插到 DNA 中。

巴尔的摩再一次被基因疗法给的希望触动的时候，他正在进行基础免疫学研究。21 世纪初，他在加州大学洛杉矶分校与陈绍虞合作。他们一起检测了小干扰 RNA（siRNA）抑制 CCR5 的能力。这些短小的 RNA 分子能够通过 RNA 干扰（RNAi）技术来抑制基因表达。小片段 RNA 与信使 RNA（mRNA）产生键结，信使 RNA 让信息（所需的基因信息）无法到达核糖体（即蛋白质建构工厂）。信使 RNA 像是瓶中信，一种细胞表达基因时所需的必要信息。而 siRNA 打破了瓶子，因此信息永远无法被传递。CCR5 的信息没能传递，蛋白质就无法表现在细胞表面上。这意味着 HIV 无法进入细胞，就像一个具有 CCR5 突变的人不会在他的 T 细胞表面表现蛋白质一样。巴尔的摩和陈绍虞在 2003 年发表的研究结果相当有潜力，但是研究被搁置了，因为下一步是人体临床试验这个昂贵的过程。巴尔的摩说："我们不确定是否能得到资助。"几年后，他遇到一位对该疗法有兴趣的企业家，叫作刘易斯·布雷顿。他们在 2007 年共同创立了一家小型生物技术公司，叫作加州免疫公司。然而，他们仍旧需要资金，才能将疗法推向临床试验。这不太容易，因为以基因疗法治疗 HIV 被普遍认为是个高风险投资。

2009 年时，柏林病人布朗的消息一曝出，状况改变了。突然间，基因疗法似乎不再过分奇怪。这影响的不只有研究人员，还有资助研究人员的机构，像是 amFAR（艾滋病研究基金会）。事实上，论及他们 2010 年拨给巴尔的摩的奖金时，他们这样说："amFAR 对于探究基因疗法在消灭 HIV 中扮演的角色，兴趣源自 2009 年《新英格兰医学期刊》上刊登的关于柏林一位患者的报道。"不过，巴尔的摩的 CCR5 siRNA 疗法的命运，因来自加州再生医学研究所（即前文所述，加州州立的干细胞研究机构）的赞助而改变了。2000 万美元的资金于 2010 年给付，将他们鼓舞人心的基因疗法带向临床试验。加州再生医学研究所颁发的这项赞助，以及颁发给坎农和桑加莫的赞助，皆是根基在布朗所带来的希望上。2013 年 3 月，该项目开始登记第一批患者。如今，诸多瞄准 CCR5 的基因疗法临床试验都动了起来，它们全建立在布朗的治愈上。

28
受虐的人，被尊敬的人，
锲而不舍的人

许特尔的论文开头是这样写的："一位刚被确诊罹患急性骨髓性白血病（FAB M4 亚型，有正常细胞遗传特征）的 40 岁白人男性，出现在我们的医院里。"然而，在冷冰冰的科学事实背后，是集人性经验之大成。在布朗的 HIV 被治愈之后，他的旅程并没有停止。他已经不是 1995 年刚进入柏林夏里特医学院附属医院时的他，经历了化疗、脑部活检、消融治疗，还有骨髓移植。这些已经足以改变任何一个人。布朗走路有些跛，说话慢而轻柔。他有时会感到困倦，这是一种副作用，随着岁月会日渐好转。

2011 年，布朗搬到旧金山。在德国待了 10 年之后，布朗对于回到故乡感到兴奋，但在美国的情形并不像在欧洲那样简单。在德国，布朗有政府资助，供给他食宿与医疗照护。这很重要，因为以布朗的状况来说，他无法工作，却仍然需要诸多医疗照护。

许多人认为，因为布朗是柏林病人——被广泛宣传为第一位 HIV 被治愈的人，他日子一定过得还不错。这完完全全与事实相悖。布朗住在唐人街外一间年久失修的政府公寓内。他的邻里、他的公寓都不安全。这里的居民经常有暴力和药物滥用的问题。他的公寓只是一个狭小的房间，空间仅能容纳一张双人床和一个电磁炉。没拆的包裹沿着墙根排列，没有空间让布朗放置他少得可怜的随身物品。各种害虫难以控制，他的被褥上满是床虱。他有个很小的附加卫浴间，走廊末端有一间较大的公用厨房，那里恶心到难以言喻，更不用说在那里煮饭了。而且从某些方面来说，这公寓几乎不是他的，他被限制访客过夜的次数，也就限制了他与男友共处的时间。

布朗最近与马库斯谈话，他是 18 年前叫布朗做 HIV 检测的男人。当布朗分享他的故事、他怎么治愈 HIV，他能够感觉到马库斯的退缩。"但谁在乎治愈 HIV 呢？"马库斯问道。马库斯已经服用抗病毒药物超过 10 年，他无法想象那些用药有困难，或者无法取得药物的数百万 HIV 携带者。他对布朗说："你在浪费时间。"布朗被这些话伤到了，他希望借由分享他的艰苦经历，唤起长期等待着 HIV 被治愈的人的热情。而一位朋友却告诉他治愈不重要，这件事伤了他。

布朗对于他的时间很大方，他在美国和欧洲的研讨会上演讲，通常都没有酬劳。观众几乎想不到，这位站在眼前的男人快要负担不起日常生活。布朗对于捐出他的血液和组织也很慷慨，他定期提供这些样本给加州大学旧金山分校史蒂夫·迪克斯的实验室。科学家定期检测他的血液和直肠活检样本，借着高敏感 PCR 寻找病毒踪迹。有鉴于布朗具有微量会利用 CXCR4 的病毒，研究人员相信他体内的病毒会快速回升。那是因为布朗接受的捐赠者细胞天生能抵抗会利用 CCR5 的病毒，而非会利用 CXCR4 的病毒。研究人员从一开始便警告许特尔这可能会发生，因为利用 CXCR4 的病毒通常会在感染后期冒出，然后导致疾病迅速恶化。布朗肠道内出现会利用 CXCR4 的病毒，是病毒会生长的确切征兆，表示布朗必须重新开始使用抗病毒药物。

令人惊讶的是，这种状况并未发生，而且没人知道为什么。研究人员假设，可能是因为 CXCR4 病毒若要生长，需要 CCR5 病毒对免疫系统进行修改或弱化。只是，对于只被感染了 CXCR4 而非 CCR5 的罕见案例，这种说法解释不通。有些人提出假设，认为可能是 Delta32 突变也赋予了抵抗 CXCR4 病毒的能力，以我们尚未理解的方式改变趋化因子的流通。也许最合理的解答是，我们能够控制某种程度的病毒量。虽然想量化临界点在哪里并不容易，但我们可以与某个定量的病毒共存，不会发生有害的情形。这和哈恩的经历密切相关：他的静止 T 细胞和淋巴里也有微量可检测到的病毒。虽然如此，他已经 15 年没有接受药物治疗了。那位被宣告功能性治愈，T 细胞内仍残存些微 HIV 的幼儿也是一样。再次强调，这才是真正的重点：我们可能无法根除患者体内所有的病毒足迹，但我们也不需要这么做。我们只是需要正确的工具，不论是被布朗启发的基因疗法，或者灵感来自哈恩的及早抗病毒和消灭疗法，将病毒降低至我们能够应付的程度。

史蒂夫·尤克尔是史蒂夫·迪克斯的同事，在布朗的案例上他们密切合作。他在 2012 年于西班牙锡切斯举行的关于 HIV 的小型工作坊上，提出了这个至关重要的论点。尤克尔刚刚才宣布了一些不寻常的研究结果。他将布朗的样本发送给了全国各地的合作者，以检测 HIV。他们使用了高敏感 PCR 来检测 HIV 的 RNA，并检测到一个低信号。他提出警示，说这些结果并不一致，而且由于化验的方法，也并不可靠。事实上，他在工作坊上补充，这些结果很有可能被污染了。PCR 是利用 DNA 的天然结合力以及聚合酶的力量，来制造某特定基因或靶点的无限复本。即使 PCR 可能非常可靠，但它在单一样本上复制越多次，它就变得越不可信。这是因为，在多次复制反应之后，就越来越少使用到原始样本。

布朗为了将样本交给科学家，经历了无数的手续和活检。这些样本来自他的血液、直肠、回肠和淋巴结。他甚至接受过腰椎穿刺，好取得他的脑脊髓液。每个过程能获得的细胞数很少，所以从这些细胞中复制增殖的 RNA，需要被异常高倍地扩增。PCR 循环做得越多，发生误判的可能就越大。在一次与《科学》的访谈中，加州大学圣地亚哥分校的一位 HIV 研究人员道格拉斯·里奇曼，以这样的方式解释这件事："如果你做了足够多的 PCR 循环，那连白开水中都能检测到粉红大象的信号。"

分析中也出现了其他问题。当不同的合作者定序出他们用 PCR 复制的病毒序列时，结果与布朗当初感染的原始病毒不符，但是合作者之间得出的结果也不一样，这是受到污染的征兆。很明显，这些检测必须重做，因为它们带来的不是解答，而是更多疑问。尤克尔决定分享从布朗样本中获得的初步结果，作为与团队讨论 HIV 病毒窝的方法。或许他很天真，没有预料到这一小群科学家会被数据误导。情况为什么会如此严重？任何一个显示柏林病人可能没有真正痊愈的征兆，一定会掳获所有头条。虽然，对已经熟悉此案的人而言，布朗体内可能还隐藏着病毒这事情根本不是新闻，毕竟，在原本刊登在《新英格兰医学期刊》的论文里，许特尔就探讨了躲藏在他肠道内会利用 CXCR4 的病毒的踪迹。基本上这不算是新闻了。

2012 年 6 月 11 日，一位曾参与西班牙大会的法国 HIV 研究人员发表了一篇新闻稿，标题是《号称 HIV 治愈的柏林病人，体内仍可检测到 HIV》。相较之下，尤克尔在该会议上的讲座标题是这样的:《潜在治愈干预措施,探查 HIV 持久性的固有挑战》。新闻稿完全没有提及,尤克尔在报告这些出了恶名的数据时,所提出的任何警告,也没有谈到该研究非常可能已经受到污染。相反,新闻稿把尤克尔的研究结果,写成是对许特尔的治愈数据的"质疑"。尤克尔和迪克斯看到他们的数据如何在媒体上被扭曲之后,都感到相当不安。在一次接受《科学》的访问时,尤克尔企图澄清争议,他说道:"报告的重点是,我们要如何提出这些问题:如何定义'治愈'?另外,在检测到这样的病毒量下,我们又怎么知道信号是真的?"

新闻稿说:"这些数据也提出了患者曾再度被感染的可能性。"而布朗以及其他读者的感觉则是,这个暗示在影射布朗的性生活,因为布朗可能再度感染的唯一合理途径,就是进行不安全的性行为。这些关乎个人隐私的评论,透露了存在于科学家和研究对象之间的隐性嫌隙。因为我们的研究总是让研究人员和研究对象之间保持距离,我们丧失了同理心。对布朗来说,这件事让他受尽屈辱,他看着大众媒体讨论他的性生活、质疑他的治愈。许多 HIV 携带者也深受其害。现在,大家困扰的是这些研究结果的意义是什么,以及柏林病人是否真的被治愈。对之前失望过无数次的 HIV 携带者来说,这种新闻只是把他们的期望消磨殆尽。另外,这种新闻也动摇了大众对科学的信任。这件事之后,新数据已经显示这些初步结果有误。事实上,检测重复进行时，没有一间实验室检测得到病毒。尤克尔说，布朗的治疗超越了沃克的 HIV 控制者："即使是文献里描述的最卓越、最'非凡'的控制者，也具有更多曾持续感染的证据。"布朗一般被说成是获得了功能性治愈，也就是说，他体内有可检测到的病毒，尤克尔甚至还更进一步说，布朗"也许已经达到根除性治愈"，亦即完全没有残存的病毒。

这并不是指科学家不该对他们在大会上听到的结果提出疑问，或者他们不该公开谈论新研究会带来什么。对研究人员而言，这么做非常重要，因为这样做能让研究领域更加壮大。然而，我们探讨研究时，必须将"人性"这个因素纳入其中。布朗不仅仅是柏林病人，以他对研究的付出，他配得上身为人应得的尊敬。

与布朗相比，哈恩的人生和布朗很不一样。布朗的人生喧嚣摆荡，哈恩的人生则是稳定的。他说，他的人生相对较不受 HIV 影响，这是一种许多等待治愈的 HIV 携带者所梦想的人生。如今，他已经拥有所有在 27 岁时可能想要的东西了，当时他刚刚感染 HIV。这 15 年内，他都没有服用抗病毒药物。他有他热爱的工作，也会环游世界，享受异国假期。长期以来，他一直有个自己深深在意的伴侣。然而，他的身份却很混乱。

他认为自己是 HIV 携带者，即使他的体内已经超过 10 年没有蕴藏病毒了。他并不是唯一一个拥有这样身份的人：布朗虽然已经被治愈，但他一直认为自己是 HIV 携带者。病毒仿佛带有一个身份标记：不管是谁曾经带过它，无论时间有多短暂，生命就永远被病毒改写。"HIV 携带者"已经是两位柏林病人人格里的一部分，与其说是疾病，倒不如说是定义他们的一股力量。

哈恩可能将自己视为 HIV 携带者，但他无法认为自己是柏林病人。由于温和的个性，他不喜欢将自己与媒体上戏剧化的治愈联系在一起。因为这样，他的长期伴侣格雷格直到他们交往一年之后，才知道他是第一位柏林病人。格雷格微笑着，描述了哈恩第一次邀他一同去见耶森的情景。格雷格当时很紧张，毕竟，哈恩有什么事情非得在医生办公室告诉他不可呢？他病了？可想而知，当他得知哈恩没有疾病、没有传染力，而且是第一位柏林病人时，格雷格有多么惊讶。格雷格记得柏林病人的新闻报道，德国有个惊人案例，有位男子的 HIV 被治愈了。他从未想过，自己的男朋友就是这则戏剧化医学新闻的主角。

哈恩和格雷格分享彼此的人生，已有 8 年之久。他们与对方的家人一起度假，也会共享美好假期。他们是幸福情人的缩影，被爱他们的家人支持着。哈恩一直维持着良好的健康状态，没有因为感染 HIV 而出现长期的症状。现在，他几乎不去想HIV 研究，也没有密切注意该领域的发展。但是藏在他家抽屉里的，是一张来自 1996 年，复杂的手写日程表，这算是他对当年承受的治疗方式的纪念。

布朗的人生几乎是这幅宁静影像的反面。他的生活状态糟透了。他的感情世界骚动喧嚣，而且因为治疗癌症和 HIV 过程中带来的副作用，他的健康状况岌岌可危。与哈恩不同，布朗残疾了，无法工作。布朗还致力将自己的 HIV 治愈疗法带给其他人。2012 年，在国际艾滋病大会的支持下，布朗发起了蒂莫西·雷·布朗基金会。这是一个非营利组织，致力于筹措 HIV 治愈研究的资金。对一个身无分文的人来说，这看起来恐怕是个不寻常的举动，但布朗希望就凭着自己的名字和故事的力量，能够在科学研究资金锐减的年代，让危险的治愈研究得到关注。

布鲁斯·沃克发现了一个方法，能为缩减中的科学基金搏斗。他找来私人投资者，他们是天使的化身，乐意将资金投注在高风险的研究项目上。来自马克和莉萨·舒瓦茨、特里和苏珊·拉根，以及比尔和梅琳达·盖茨的私人资助，填补了经费上的缺隙。若没有这些资源，就很难说那些有无穷潜力但资助不足的研究项目，能走到什么地步。凭借这些资金，沃克站在非凡控制者的肩膀（或者更正确来说，利用他们的血液）上，建立了一个完整机构。目前正在酝酿中的新疗法和疫苗，就是根基于那些身体能控制 HIV 的人的遗传特性。

许特尔发表他关于布朗研究之后的那几年，他的生活也改变了。他的研究一开始时被忽略，然后被大肆宣扬，之后再被改写，其影响力就像坐过山车一样。从刊登的学术文章和媒体的关注来看，接下来发生的事情真是出乎意料。柏林夏里特医学院附属医院终止了移植项目。随着经费问题冲击全欧洲的公立医院和政府，这家医院也难逃预算缩减。这个成功的项目（这类项目中，第一个治愈 HIV 患者的项目）被砍了。当医学界所有人都认为许特尔会继续他的工作，并找到另一位需要骨髓移植的 HIV 携带者时，事实上他正在找寻新工作。

如今，许特尔是位于曼海姆的海德堡大学输血医疗和免疫学研究所的主任。他已经确诊两位和布朗案例一样的 HIV 携带者，他们因为罹患癌症，需要骨髓移植。他计划利用具有 Delta32 突变版 CCR5 的捐赠者，试图再现布朗的成功。他与世界各地的合作者一起工作，包括桑加莫。虽然他是一位将 HIV 患者治愈的医生，但他的收入并不高。他拜访柏林时，住的是青年旅馆。许特尔已经结婚并且育有一子，出生于 2012 年夏天。

耶森仍忙于他在柏林的行医工作，工时很长，假日也无法得闲。他爱他的患者，总是温柔地对待他们。他把这些年轻男性患者称为他的小男孩。他担心他们，会体会他们的生命动荡。他视这些患者为他的家人。他自己的家庭对他来说非常珍贵。他与身为其行医伙伴的弟弟，还有感染性疾病专科护士的妹妹都非常亲近。他的双亲为他们的儿子感到无比自豪，一年中总会来看他数次。他妹妹的未成年女儿马拉，是位美丽又有朝气的年轻女孩，耶森对她就像对女儿一样，花很多时间陪伴她。耶森缺乏的，是一个与他分享人生的伴侣，没人能比得上安德鲁，这个离开他的人，是柏林病人背后的灵感。耶森用好朋友、行医工作，还有他的家人来填补这个空白。

在一个温暖的柏林夏夜，我和耶森坐在屋顶的平台上，俯瞰整座城市。他问我："你觉得我该再试一次羟基脲吗？我应该再回访一次那些我给开过羟基脲的患者吗？"

我点点头说："你永远不知道你会发现什么。"

这座城市在我们脚下展开，是一幅闪闪发光、有着鲜明对比建筑的杰作。一边是东柏林十足现代的大楼，另一边则是有着历史感、装饰华丽的西柏林屋舍。HIV 的世界曾经看起来非常绝望，就跟欧洲在 20 世纪经历过的伤痕一样。不过当晚，治愈的方法仿佛平静地盘坐在我们的腿上……病人继续打着属于自己的战役，研究人员仍然在制度间搏斗，医生为了双方受惠，也为了我们所有的人，从没放弃尝试将两组人拉拢在一起。

注　释

本书绝大部分的信息或引用，皆节录自各方的个人访谈内容。为使本书的参考资料能更简单明了，针对各柏林病人的科学报告与大众报道，将汇整并罗列于各章节的参考资料之前。

克里斯蒂安·哈恩——第一位柏林病人

科学报告

利西耶维兹和洛里于加洛的实验室内，首次发表了羟基脲在细胞培养上可用于对抗 HIV 的报告："Hydroxyurea as an inhibitor of human immunodeficiency virus-type 1 replication," *Science* 266 (Nov 4, 1994).

早期由利西耶维兹、洛里和耶森所发表的针对第一位柏林病人的报告："HIV-1 suppression by early treatment with hydroxyurea, didanosine, and a protease inhibitor," *Lancet*: 352 (Jul 18, 1998).

关于第一位柏林病人详情的主要报告，可见于："Control of HIV despite the discontinuation of antiretroviral therapy," *New England Journal of Medicine* 340 (May 27, 1999).

大众报道

朔夫斯对柏林病人的采访稿："The Berlin Patient," *New York Times Magazine* (June 21, 1998).

在耶森与其研究同仁间引发重大龃龉的文章："Ray of Hope in the AIDS War," *Newsweek* (February 23, 1998).

滥用"治愈"一词而使耶森备受打击的小报文章："AIDS die erste heilung?" *B.Z.* (June 18, 2000).

关于第一位柏林病人的始末，在以下报刊中也有出现：

"HIV Suppressed Long after Treatment," *Science* (September 26, 1997).

"HIV Hope in Old Cancer Drug," *The Observer* (January 7, 1998).

"Der Berlin-Patient," *Rheinische Post* (October 9, 2004).

"Das medizinische wunder," *Tagesspiegel* (September 3, 2004).

蒂莫西·雷·布朗——第二位柏林病人

科学报告

许特尔首篇针对柏林病人的海报论文："Treatment of HIV-1 infection by allogeneic CCR5-Δ32/Δ32 stem cell transplantation: a promising approach," Abstract 719, 15th Conference on Retroviruses and Opportunistic Infections, Boston, MA（2008）.

许特尔公布的首篇柏林病人数据："Long-term control of HIV by CCR5 Delta32/Delta32 stem-cell transplantation," *New England Journal of Medicine* 360 (Feb 12, 2009）.

许特尔针对柏林病人进行的后续追踪报告："Eradication of HIV by transplantation of CCR5-deficient hematopoietic stem cells," *Scientific World Journal* 11 (May 5, 2011); "Evidence for the cure of HIV infection by CCR5Δ32/Δ32 stem cell transplantation," *Blood* 117 (Mar 10, 2011); "The CCR5-delta32 polymorphism as a model to study host adaptation against infectious diseases and to develop new treatment strategies," *Experimental Biology and Medicine* 236 (Aug 2011); "Transplantation of selected or transgenic blood stem cells—a future treatment for HIV/AIDS?" *Journal of the International AIDS Society* 12 (Jun 28, 2009); "The effect of the CCR5-delta32 deletion on global gene expression considering immune response and inflammation," *Journal of inflammation* 8 (Jan 2011); "Allogeneic transplantation of CCR5-deficient progenitor cells in a patient with HIV infection: an update after 3 years and the search for patient no. 2," *AIDS* 25 (Jan 14, 2011).

大众报道

要穷举所有关注布朗的大众刊物报道是不可能的事。因此在这里我仅罗列一些对各研究团队与社会大众产生影响的关键文章。

朔夫斯说服《新英格兰医学期刊》发表许特尔论文的文章："A Doctor,

a Mutation and a Potential Cure for AIDS," *Wall Street Journal* (November 7, 2008).

布朗由于接受德国著名的大众杂志《亮点》的专访而获得一大笔酬金："Der Mann, der HIV besiegte," *Stern* (December 8, 2010).

"The Man Who Had HIV and Now Does Not," *New York Magazine* (May 29, 2011).

"The Emerging Race to Cure HIV Infections," *Science* (May 13, 2011).

1 不愿面对真相的好医生

1993 年的"同、双性恋平权与解放华盛顿进军",是美国历史上规模最大的公民权示威运动之一。该游行的录像典藏于有线卫星公共事务网（C-SPAN）的视频库中（http:// www.c-spanvideo.org/program/40062-1）。

HIV 的致病进程,包括前驱期与潜伏期的临床描述等,皆可查阅:*Clinical Infectious Disease*, edited by David Schlossberg (Cambridge University Press, 2008).

鲍勃·西里西亚诺首篇鉴定出 HIV 潜在病毒窝的论文:"Identification of a reservoir for HIV-1 in patients on highly active antiretroviral therapy," *Science* 278 (Nov 14, 1997).

"除非你有办法完完全全处理到每个细胞,否则病毒就脱离不了你。"援引自西里西亚诺的一篇专访:"Come out, come out," *International AIDS Vaccine Initiative Report* 9 (2005).

关于有 83% 的内科医生曾为家族成员开过处方药的报道,详见:"When physicians treat members of their own families," *New England Journal of Medicine* 325 (1991）.

一篇讲述柏林墙倒塌及其带给世界的冲击的美丽论述,于 1989 年发表:*The Struggle to Create Post-Cold War Europe* by Mary Elise Sarotte (*Princeton University Press*, 2009).

难以置信的是,东西柏林统一后,仍有非法占用空屋者。他们的故事与其他相关信息都被收录在全国公共广播电台的网站上（http://berlinstories.org）。

2 一次与家庭医生的会诊

说明在抗体检测为阴性的个体上，以核酸检测法确诊 HIV 感染与诊断出哈恩遭 HIV 感染的方法相同的首个报告："Identification of HIV-infected seronegative individuals by a direct diagnostic test based on hybridisation to amplified viral DNA," *Lancet* 2 (1988)．

何大一被《时代》杂志评选为年度人物，其肖像登上 1996 年 12 月 30 日的杂志封面。

罗氏制药关于其新开发出的标定 HIV 蛋白酶的处理技术的讨论："Rational design of peptide-based HIV proteinase inhibitors," *Science* 248 (1990).

罗氏制药的沙奎那韦于 1995 年 12 月 6 日通过美国食品药品管理局（FDA）审核，而默克集团开发的茚地那韦则略晚 3 个月，至 1996 年 3 月 13 日始获核准。

3 被判死刑?

在伊舍伍德的回忆录《克里斯托弗与他的同类》的第 2 页，作者以第三人称的口吻谈到自己："对克里斯托弗来说，柏林意指男孩。"

关于 HIV 抗体检测法运作机制的进一步阐释，详见："HIV assays: operational characteristics," *World Health Organization* (2002).

关于先天与后天免疫系统的进一步阐述，详见：*Immunobiology*, 5th edition, *The Immune System in Health and Disease*, by Charles A Janeway Jr, Paul Travers, Mark Walport, and Mark J Shlomchik (Garland, 2001).

据美国疾控中心（CDC）的报告估计，在 20 世纪 90 年代中期，约有 1/3 被检测出 HIV 的患者并未回诊以取得其检测结果："Advancing HIV prevention: new strategies for a changing epidemic—United States, 2003," *Morbidity and Mortality Weekly Report* 52 (2003).

更多关于 OraQuick 及其他 HIV 抗体的快速检测法，详见："A rapid review of rapid HIV antibody tests," *Current Infectious Disease Reports* 8 (2006).

在 20 世纪 90 年代将 HIV 等同死刑的说法，载于："HIV: Now and Then," *Gay Times* 415 (February 2013).

4 病毒界的特洛伊木马

大卫·巴里关于 HIV 的兴趣的描述，详见："The Inside Story of the AIDS Drug," Fortune (November 5, 1990)，亦可参见其讣闻："David Barry: Key Researcher in the Development of AZT," *Guardian* (March 8, 2002).

加洛关于 HTLV-III 导致艾滋病的报告："A pathogenic retrovirus (HTLV-III) linked to AIDS," *New England Journal of Medicine* 311 (Nov 15, 1984).

关于逆转录病毒及其生命周期的阐述，详见：chapter 3 of *Retroviruses: Molecular Biology, Genomics and Pathogenesis*, edited by Reinhard Kurth and Norbert Bannert (Caister Academic Press, 2010).

关于尿嘧啶的外星来源说的描述，详见："The Surface Composition of Titan," *American Astronomical Society, DPS Meeting* (March 2012).

关于病毒及其分类学的讨论，详见：A Planet of Viruses by Carl Zimmer (*University of Chicago Press*, 2011).

关于猫免疫缺陷病毒（FIV）在美洲狮身体中的漫长演化史的阐述，详见："The molecular biology and evolution of feline immunodeficiency viruses of cougars," *Veterinary Immunology and Immunopathology* 123 (2008).

关于在非洲绿猴间传播的猴免疫缺陷病毒（SIV）的漫长演化史的推想，详见："SIVagm infection in wild African green monkeys from South Africa: epidemiology, natural history, and evolutionary considerations," *PLoS Pathogens* 9 (2012) and "Island biogeography reveals the deep history of SIV," *Science* 329 (2010).

HIV 的多样性及其与抗药性的关联，其详细的讨论内容可参见："HIV drug resistance," *New England Journal of Medicine* 350 (2004).

使巴尔的摩获得诺贝尔奖的逆转录酶研究成果，详见："Reversal of information flow in the growth of RNA tumor viruses," *New England Journal of Medicine* 284 (1971).

鸡尾酒疗法（HAART）如何在1996年改变了世界对于HIV的治疗方法，此过程详见："The art of 'HAART': researchers probe the potential and limits of aggressive HIV treatments," *Journal of the American Medical Association* 277 (Feb 26, 1997).

5 从抗癌战役中借来的武器

对于"二战"是否延宕了环境因子对致癌的影响评估，详见："Historical threads in the development of oncology social work," *Journal of Psychosocial Oncology* 27 (2009).

关于早期将癌症污名化的详情及玛丽·拉斯克的传记细节，可参阅收藏于美国国家卫生研究院的 *The Mary Lasker Papers*。援引的内容则节选自 20 年前约翰·T. 梅森专访玛丽的录音，此档案由哥伦比亚大学收藏，数字化档案可在"著名纽约人士"网站查阅（http://www.columbia.edu/cu/lweb/digital/collections/nny/laskerm/index.html）。

关于玛丽如何说服美国国家广播公司对"癌症"一词的禁令，详见："A Tribute to Mary Lasker," *Cancer News* 48 (1994).

霍维茨第一篇研究齐多夫定（AZT）的论文："Nucleosides. IX. The formation of 2',2'-unsaturated pyrimidine nucleosides via a novel beta-elimination reaction," *Journal of Organic Chemistry* 31 (1966).

关于 DNA 复制机制的权威著作：*DNA Replication*, 2nd edition, by Arthur Kornberg (University Science Books, 1992.

关于霍维茨博士的背景信息，来自下列来源以及对其同事与家族成员的采访。遗憾的是，霍维茨已于 2012 年 9 月 6 日去世。

"The Inside Story of the AIDS Drug," *Fortune* (November 5, 1990).

"The Story of AZT: Partnership and Conflict," *Scribd* (2006).

"一些非常有意思的化合物，只等待正确的疾病到来"，引自霍维茨："A Failure Led to Drug Against AIDS," *New York Times* (September 20, 1986).

布罗德尔的谈话与相关背景信息，皆援引自美国国家卫生研究院的在线数据库："In their own words, NIH researchers recall the early years of AIDS," http://history.nih.gov/nihinownwords/index.html. 另一篇他所撰述的论文："The development of antiretroviral therapy and its impact on the HIV-1/AIDS pandemic," *Antiviral Research* 85 (2010).

关于加洛于 1984 年出版的研讨会专著的详情，除了参考对其个人的采访外，还可参见：*Virus Hunting: Aids, Cancer, and the Human Retrovirus: A Story of Scientific Discovery* by Robert Gallo (1993)。其他细节则来自海克勒的专访，该采访收录于：PBS *Frontline* program "*The Age of AIDS*"

(2006).

加洛与其团队以 HTLV-III 来称呼现今所谓的 HIV，此事可参见："Frequent detection and isolation of cytopathic references (HTLV-III) from patients with AIDS and at risk for AIDS," *Science* 224 (1984).

安东尼·福奇的引述："胎儿是有什么样的生活习惯，才会染上这种疾病？"来自美国国家卫生研究院的在线数据库："In their own words, NIH researchers recall the early years of AIDS," http://history.nih.gov/nihinownwords/index.html.

有许多文献来源指出 HIV 患者于 20 世纪八九十年代广受歧视。下列文献记录了一些带有歧视的特定行为：

"Ban on deadly kiss of life," *Sunday Mirror* (February 17, 1985).

"AIDS: prejudice and progress," *Time* (September 8, 1986).

"Voices: The miracle of Ryan White," *Time* (April 23, 1990).

关于珍妮特·赖德奥特的背景及其在 AZT 开发中扮演的角色，可参见："The Inside Story of the AIDS Drug," *Fortune* (November 5, 1990).

包含"试验就是治疗"在内的抗议陈述，皆援引自对早期与近期社会运动者的采访内容。

6　站出来的日子

皮尤研究中心在报告中指出，1980 年后出生的人中有 70% 支持同性婚姻："Growing Support for Gay Marriage: Changed Minds and Changing Demographics," (March 20, 2013).

《吉屋出租》的剧本和音乐皆为乔纳森·拉森所作，于 1996 年 4 月成为百老汇的一部作品，并在纽约市的纳德兰德剧院上演。

关于 AZT 在治疗 AIDS 上首次出现显著疗效的报告，详见："AIDS therapy: first tentative signs of therapeutic promise," *Nature* 323 (1986).

第一篇阐述 AZT 作为抗病毒制剂（其所抗的病毒即为后来的 HIV）的报告："3'-Azido-3'-deoxythymidine (BW A509U): an antiviral agent that inhibits the infectivity and cytopathic effect of human T-lymphotropic virus type III/lymphadenopathy-associated virus in vitro," *Proceedings of the National Academy of Sciences of the United States of America* 82 (1985).

第一篇探讨 AZT 在 AIDS 患者身上引起的毒性问题报告："The toxicity of azidothymidine (AZT) in the treatment of patients with AIDS and AIDS-related complex," *New England Journal of Medicine* 317 (1987). 在这篇论文中，列出了 31% 服用 AZT 的患者皆需进行红细胞输血，而服用安慰剂的则仅有 11% 需要。该研究亦列出数项 AZT 所引起的副作用，84% 服用 AZT 的患者都产生了副作用。

首篇关于 AZT 在临床试验上的报告："The efficacy of azidothymidine (AZT) in the treatment of patients with AIDS and AIDS-related complex, a double-blind, placebo-controlled trial," *New England Journal of Medicine* 317 (1987).

关于 AZT 在骨髓中作用的讨论，详见：Pluda JM, Mitsuya H, Yarchoan R，"Hematologic effects of AIDS therapies," *Hematology Oncology Clinics of North America* 5 (1991), and "Zidovudine pharmacokinetics in zidovudine-induced bone marrow toxicity," *British Journal of Clinical Pharmacology* 37 (1994).

关于 AZT 开发的背景可于以下著作的绪论中找到：*North Carolina and the Problem of AIDS: Advocacy, Politics, and Race in the South* by Stephen Inrig (University of North Carolina Press, 2011).

"The debate over AZT clinical trials," Harvard University, John F. Kennedy School of Government, Case program (1999).

The Ethics and the Business of Bioscience by Margaret L. Eaton (Stanford Business Books, 2004).

关于 AZT 成本的报道："AZT Inhuman Cost," *New York Times* (August 28, 1989).

宝来威康公司在 1992 年获利 4 亿美金，详见："Market Place: Burroughs Wellcome, Analysts Say, Is More than Just AZT," *New York Times* (June 10, 1993).

关于 AZT 和 AIDS 引起的文化现象，详见 ACT UP 口述史项目：http://www.actuporalhistory.org/interviews/index.html.

在 AZT 的专利到期前，2002 年霍维茨加入了一项针对葛兰素史克公司（前身是宝来威康公司）的诉讼，以争取 AZT 的专利权。关于 AZT 开发的详细信息，可参阅艾滋病健康基金会在加州中区联邦法院对葛兰素史克公司的诉讼文件（Western Division, Case No. 02-5223 TJH Ex）。

布罗德尔谈论美国国家癌症研究所如何制造新药时，提及"治疗虚无主义的解毒剂"，此专访收录于："In their own words, NIH researchers recall the early years of AIDS," http://history.nih.gov/nihinownwords/index.html.

"完美是优秀的敌人"，翻译自法国伏尔泰的诗：《惧性者》（*La Bégueule*）。

7 辨识出全球大流行的疫病

何大一的背景信息引自个人访谈。

关于一种未知疾病（稍晚鉴定为 HIV）病例的首次报告中，5 位有过同性性行为的男子，在经洛杉矶 3 家医院的活检采样后，确认罹患肺孢子菌肺炎。"Pneumocystis pneumonia—Los Angeles," *Morbidity and Mortality Weekly Report* 30 (1981).

更多关于天花的详细信息，详见：*Smallpox:The Death of a Disease: The Inside Story of Eradicating a Worldwide Killer* by D. A. Henderson and Richard Preston (Prometheus, 2009).

何大一的论文："Time to hit HIV, early and hard," *New England Journal of Medicine* 333 (1995)，在 HIV 群体中产生了重大影响，并启发了耶森对哈恩的治疗。

何大一关于鸡尾酒疗法的研究被评选为封面故事："The End of AIDS?" *Newsweek* (December 1, 1996).

同性恋相关免疫缺陷，此为媒体所创造的词语。此词既不准确，又有侵犯人权之虞，毕竟同性性行为与该疾病并无直接关联。1982 年，美国疾控中心首创了后天免疫缺陷一词，也就是 AIDS。整件事的细节详见："What to call the AIDS virus?" *Nature* 321 (1986).

关于人类白细胞抗原及其在免疫系统中所扮演的角色，详见：*Immunobiology*, 5th edition, *The Immune System in Health and Disease*, by Charles A Janeway Jr, Paul Travers, Mark Walport, and Mark J Shlomchik (Garland, 2001).

沃克的个人经历援引自个人访谈。

沃克的第一篇论文为："HIV-specific cytotoxic T lymphocytes in seropositive individuals," *Nature* 328 (1987).

8 来自百分之一

1993 年国际艾滋病大会的附注可参见："We are all Berliners: notes from the Ninth International Conference on AIDS," *American Journal of Public Health* 83 (1993).

关于细胞及其在免疫系统中扮演的角色，可参见一篇相当卓越的回顾："CD4 T cells: fates, functions, and faults," *Blood* 112 (2008).

对"协和"临床试验的评判，详见："After Concorde," *British Medical Journal* 306 (1993).

"罗氏制药付你们多少钱？"是玛格丽特·费舍尔所言，撷取自："Once We Were Warriors: Activist Corpses Borne in Protest, Furtive Legislative Coups and the Devastation That Was Berlin," *Treatment Action Group* (2002). 该篇文章也陈述了 1993 年国际艾滋病大会乃为"最让人沮丧的艾滋病会议"。

1993 年于柏林举办的第九届国际艾滋病大会的摘要与数据，可在艾滋教育全球信息系统网站中查询（http://www.aegis.org/DisaplayConf/directory.aspx?Conf=The%20International%20AIDS%20Society-IAS）。

沙奎那韦首度由罗氏制药发表："Antiviral properties of Ro 31-8959, an inhibitor of human immunodeficiency virus (HIV) proteinase," *Antiviral Research* 16 (1991).

关于罗氏制药开发沙奎那韦的细节，详见：*Ethics and the Business of Bioscience* by Margaret L. Eaton (Stanford University Press, 2004).

默克集团早期公布的（不正确的）蛋白结构，刊载于："Three-dimensional structure of aspartyl protease from human immunodeficiency virus HIV-1," *Nature* 337 (1989).

关于鸡尾酒疗法的效率，详见："Long term effectiveness of potent antiretroviral therapy in preventing AIDS and death: A prospective cohort study," *Lancet* 366 (2005).

有两篇论文指出鸡尾酒疗法可减少 60%~80% 的死亡："A controlled trial of two nucleoside analogues plus indinavir in persons with human immunodeficiency virus infection and CD4 cell counts of 200 per cubic millimeter or less," *New England Journal of Medicine* 337 (1997), and "Treatment with indinavir, zidovudine, and lamivudine in adults with human immunodeficiency virus infection and prior antiretroviral therapy," *New England Journal of Medicine* 337 (1997).

9 但是，医生，我不觉得自己生病了

圣克莱医院中 HIV 阳性患者的相关描述，来自笔者的观察。

关于哪个时间点进行抗病毒治疗才正确的争辩，详见："When to start antiretroviral therapy—ready when you are?" *New England Journal of Medicine* 360 (2009).

HIV 的感染起始为一种单一的"创始病毒"所引发，此发现震惊了整个医学界。部分人士相信此创始病毒的特性，将导向新型疫苗的开发。此事首度刊载于："Identification and characterization of transmitted and early founder virus envelopes in primary HIV-1 infection," *Proceedings of the National Academy of Sciences* 105 (2008）.

T 细胞如何被 HIV 感染，并通过何种机制遭到破坏，详见："HIV preferentially infects HIV-specific CD4+ T cells," *Nature* 417 (2002).

大部分 HIV 在肠道中进行复制，详见："Getting to the guts of HIV pathogenesis," *Journal of Experimental Medicine* 200 (2004).

大量研究都已在肠道及其他黏膜组织中检测出淋巴细胞的密集网络，例如："Overview of the mucosal immune system," *Current Topics in Microbiology and Immunology* 146 (1989).

关于黏膜中的淋巴细胞在 H IV 感染上的重要性的讨论，详见："HIV pathogenesis: the first cut is the deepest," *Nature Immunology* 6 (2005）.

让人惊讶的是，不管是通过黏膜路径（直肠或阴道）感染，还是通过静脉，其细胞的减少趋势相同。详见："Gastrointestinal tract as a major site of CD4+ T cell depletion and viral replication in SIV infection," *Science* 280 (1998).

许多论文已指出感染后，肠道内的 T 淋巴细胞的破坏。早期发表的其中一篇："Severe CD4+ T-cell depletion in gut lymphoid tissue during primary human immunodeficiency virus type 1 infection and substantial delay in restoration following highly active antiretroviral therapy," *Journal of Virology* 77 (2003).

首篇探讨 CCR5 在病毒进入人体上的重要性，详见："Identification of a major co-receptor for primary isolates of HIV-1," *Nature* 381 (1996).

HIV 的包膜蛋白如何与人体细胞进行融合，详见："The HIV Env-mediated fusion reaction," *Biomembranes* 1614 (2003).

每个人血液中的细胞数量变化相当大，计算其变化范围才会使数据有意义。此变化的平均数主要关乎性别和年龄，详见："Laboratory control values for CD4 and CD8 T lymphocytes: implications for HIV-1 diagnosis," *Clinical Experimental Immunology* 88 (1992).

HIV 每天约能复制出 100 亿个单体，详见："HIV-1 dynamics in vivo: Virion Clearance Rate, Infected Cell Life-Span, and Viral Generation Time," *Science* 271 (1996).

HIV 可通过直接或间接机制，引发细胞的大量死亡。关于细胞死亡的机制，详见：*Cell Death during HIV Infection*, edited by Andrew D. Badley (CRC Press, 2006).

停止抗病毒疗程将导致病毒的突变与抗药性的产生，详见："Basic science kinetics of HIV-1 RNA and resistance-associated mutations after cessation of antiretroviral combination therapy," *AIDS* 15 (2001).

10 Delta32 突变

首篇探讨由于缺乏 CCR5 因而对 HIV 的感染产生抵抗性的论文："Homozygous defect in HIV-1 co-receptor accounts for resistance of some multiply-exposed individuals to HIV-1 infection," *Cell* 86 (1996).

大部分具有 Delta32（Δ32）的个体仍能过着健康的生活，但有少数研究指出缺乏 CCR5 基因的个体为感染西尼罗病毒的高风险群体。这些研究结果彼此并不一致。我们尚无法确定 CCR5 的缺失将引发的各种结果。其余研究则指出，Delta32 突变对于部分疾病可提供保护，例如脑型疟疾等。各方面研究可参见："CCR5 deficiency increases risk of symptomatic West Nile virus infection," *Journal of Experimental Medicine* 203 (2006); "CCR5 deficiency is a risk factor for early clinical manifestations of West Nile virus infection but not for viral transmission," *Journal of Infectious Diseases* 201 (2010); "Role of chemokines polymorphisms in diseases," *Immunology Letters* 145 (2012).

绝大多数感染性病毒都会通过 CCR5 受体进入细胞，详见何大一的论文："Genotypic and phenotypic characterization of HIV-1 patients with primary infection," *Science* 261 (1993).

不论是通过性行为，还是静脉注射，或母体至胎儿等途径，病毒都是通过 CCR5 进行传染的："Macrophage-tropic variants initiate human immunodeficiency virus type 1 infection after sexual, parenteral, and vertical transmission," *Journal of Clinical Investigation* 94 (1994).

CCR5 的 Delta32 突变，在西欧人中相当常见，相关报告参见："Resistance to HIV-1 infection in Caucasian individuals bearing mutant alleles of the CCR-5 chemokine receptor gene," *Nature* 382 (1996); "The geographic spread of the CCR5 Delta32 HIV-resistance allele," *PLoS Biology* 3 (2005).

许特尔在医学院图书馆中所读到的，同时也是第一篇描述 Delta32 突变与 HIV 之关联的论文："Resistance to HIV-1 infection in Caucasian individuals bearing mutant alleles of the CCR-5 chemokine receptor gene," *Nature* 6593 (1996).

11 呼叫所有非凡控制者

A Song in the Night: A Memoir of Resilience by Bob Massie (Doubleday, 2012).

布鲁斯·沃克与鲍勃·马西之间的关联，以及前者对于这些非凡控制者世代的研究进程，其细节来自个人访谈。其他细节以及"我那时一定大声地惊叹了一声"这句话，摘录自："Secrets of the HIV controllers," *Scientific American* 307 (2012).

关于囊肿性纤维化的基因治疗，详见："Cystic fibrosis transmembrane conductance regulator protein repair as a therapeutic strategy in cystic fibrosis," *Current Opinion in Pulmonary Medicine* 16 (2010).

关于帕金森病的基因治疗，详见："Safety and tolerability of gene therapy with an adeno-associated virus (AAV) borne GAD gene for Parkinson's disease: an open label, phase I trial," *Lancet* 369 (2007).

关于乙型地中海贫血的基因治疗，详见："Beta-thalassemia treatment succeeds, with a caveat," *Science* 326 (2009).

关于遗传性失明的基因治疗，详见：Maguire AM, High KA, Auricchio A, Wright JF, Pierce EA, Testa F, Mingozzi F, Bennicelli JL, Ying GS, Rossi S, et al., "Age-dependent effects of RPE65 gene therapy for Leber's congenital amaurosis: a phase 1 dose-escalation trial," *Lancet* 374 (9701):1597-605; 2009.

关于杰西·格尔辛格于 1999 年在接受基因治疗后死亡及其对研究引

起的冲击，详见："Gene therapy death prompts review of adenovirus vector," *Science* 286 (1999).

关于流行病学及 HIV 控制者的描述，详见："Prevalence and comparative characteristics of long-term nonprogressors and HIV controller patients in the French Hospital Database on HIV," *AIDS* 23 (2009).

关于淋巴细胞组织大量表现 CCR5 的现象，详见："Expression of the chemokine receptors CCR4, CCR5, and CXCR3 by human tissue-infiltrating lymphocytes," *American Journal of Pathology* 160 (2002).

关于肠道在 HIV 急性感染期的重要性的讨论，详见："Immunopathogenesis of acute AIDS virus infection," *Current Opinion in Immunology* 18 (2006).

关于人类白细胞抗原分型与 HIV 的概论，详见："HIV and HLA class I: an evolving relationship," *Immunity* 37 (2012).

关于 HIV 控制者的身上常可发现 HLA 对偶基因 B*27 和 B*57，详见："HLA alleles associated with delayed progression to AIDS contribute strongly to the initial CD8+ T-cell response against HIV-1," *PLoS Medicine* 3 (2006).

关于猴子版的 HIV 非凡控制，Mamu-A*01 对偶基因的出现能够保护灵长类免于 SIV 的感染，详见："Mamu-A*01 allele-mediated attenuation of disease progression in simian-human immunodeficiency virus infection," *Journal of Virology* 76 (2002).

关于控制着 HIV，且位于 HLA-B 基因沟中的特定氨基酸，详见："The major genetic determinants of HIV-1 control affect HLA class I peptide presentation," *Science* 330 (2010).

关于 HLA-B*57 与银屑病之关联的探讨，详见："HLA-B57 is significantly associated with psoriasis in Northeast Romania," *Roumanian Archives of Microbiology and Immunology* 61 (2002).

12　躲藏起来的疗法

关于医学院毕业生担任家庭医生的比例，详见："Entry of US medical school graduates into family medicine residencies," *Family Medicine* 44 (2012).

首篇探讨羟基脲临床表现的报告："Hydroxyurea. a new type of potential antitumor agent," *Journal of Medicinal Chemistry* 6 (1963 ）.

关于美国食品药品管理局所核准的羟基脲的基本作用机制和治疗疾病，

详载于在市面贩卖的爱治，也就是羟基脲胶囊的商品说明上。此为美国药典出版，百时美施贵宝出品。

13 第二次确诊

在美国，2006—2010 年，确诊了急性骨髓性白血病（AML）的成年患者，其 5 年存活率仅有 25%。而复发的患者其 5 年存活率仅有 11%。此报告由国家癌症研究所公布于：*SEER cancer statistics review, 1975–2010* (2012).

关于 AML 如何侵入组织，及其在临床上造成的效果的一篇回顾："Acute myeloid leukaemia in adults," *Lancet* 381 (2013).

关于 AML 中可能发生的免疫抑制现象的讨论，详见："Commentary: does immune suppression increase risk of developing acute myeloid leukemia?" *Leukemia* 26 (2012).

关于造血干细胞的更多细节，详见：*Hematopoietic Stem Cell Biology*, edited by Motonari Kondo (Humana Press, 2010).

关于异体干细胞的移植，详见："Allogeneic hematopoietic cell transplantation for acute myeloid leukemia when a matched related donor is not available," *Hematology* 2008 (2008).

利用 CXCR4 的 HIV 病毒株在感染进程中较晚出现，关于此现象详见："The HIV co-receptors CXCR4 and CCR5 are differentially expressed and regulated on human T lymphocytes," *Proceedings of the National Academy of Sciences of the United States of America* 94 (1997).

关于 CXCR4 病毒株的致病机制，详见："Phenotypic and genotypic comparisons of CCR5- and CXCR4-tropic human immunodeficiency virus type 1 biological clones isolated from subtype C-infected individuals," *Journal of Virology* 78 (2004).

关于 CXCR4 的缺失在鼠科动物的胎儿上具致死性，详见："Mechanism of human stem cell migration and repopulation of NOD/SCID and B2mnull NOD/SCID mice. The role of SDF-1/CXCR4 interactions," *Annals of the New York Academy of Sciences*, 938 (2001). 而缺乏 CCR5 的个体则可存活，详见："Mice with a selective deletion of the CC chemokine receptors 5 or 2 are protected from dextran sodium sulfate-mediated colitis: lack of CC chemokine receptor 5 expression results in a NK1.1+ lymphocyte-associated Th2-type immune response in the intestine," *Journal of Immunology* 164 (2000).

一篇关于移植物抗宿主病的回顾："Concise review: acute graft-versus-host disease: immunobiology, prevention, and treatment," *Stem Cells Translational Medicine* 2 (2013).

更多关于德国骨髓捐赠者登记机构及德国的干细胞移植情况，可参见：http://www.zkrd.de/en/index.php.

通过美国国家骨髓捐赠程序对数据的累积与分析，骨髓相似度的配对已获成功，以上信息都可参照 http://marrow.org/Home.aspx 网站中的内容。

考虑 Delta32 突变出现的年代，可以假设该突变在西欧人中之所以如此常见恐与腺鼠疫有关，此假设首见于："Dating the origin of the CCR5-Delta32 AIDS-resistance allele by the coalescence of haplotypes," *American Journal of Human Genetics* 62 (1998). 此理论颇具争议。而其他尝试再现缺陷小鼠的选择压力的研究，也彼此不一致。详见："Evolutionary genetics: CCR5 mutation and plague protection," *Nature* 427 (2004); "Evolutionary genetics: ambiguous role of CCR5 in Y. pestis infection," *Nature* 430 (2004); "The evolutionary history of the CCR5-Delta32 HIV-resistance mutation," *Microbes and Infection*, 7 (2005); "The Black Death and AIDS: CCR5 Δ32 in genetics and history," *Quarterly Journal of Medicine* 99 (2006).

关于人类最早的一个突变，详见："Adaptive Evolution of the FADS Gene Cluster within Africa," *PLoS One* 9 (2012).

14 同情用药豁免

同情用药豁免，详见于美国食品药品管理局于国会听证会的陈词中：*Availability of Loathing: Rants and Raves of a Rag(l) Investigational Drugs for Compassionate Use* by Robert Temple (June 20, 2001).

根据美国疾控中心的统计调查，美国国内 44% 的 HIV 阳性男性患者并不知道他们已患病："Prevalence and awareness of HIV infection among men who have sex with men—21 cities, United States, 2008," *Morbidity and Mortality Weekly Report* 59 (2010).

15 三种致命疾病进场

关于服用地达诺新（DDI）的困难，有一篇令人捧腹的文章：*Queer and Loathing: Rants and Raves of a Raging AIDS Clone* by David B. Feinberg (Penguin Books, 1995).

关于地达诺新的生物利用度，可参见百时美施贵宝公司的包装说明中的表 10。

16 家人和陌生人的慰藉

关于家人的支持对于女、男同性恋者以及双性恋者的健康产生正面影响的研究，包括："The health of people classified as lesbian, gay and bisexual attending family practitioners in London: a controlled study," *BMC Public Health* 6 (2006); "Family rejection as a predictor of negative health outcomes in white and Latino lesbian, gay, and bisexual young adults," *Pediatrics* 123 (2009); "Parents' supportive reactions to sexual orientation disclosure associated with better health: results from a population-based survey of LGB adults in Massachusetts," *Journal of Homosexuality* 59 (2012); "A qualitative exploration of sexual risk and HIV testing behaviors among men who have sex with men in Beirut, Lebanon," *PLoS ONE* 7 (2012).

关于 HIV 与恶病质的讨论，详见："HIV-related cachexia: potential mechanisms and treatment," *Oncology* 49 (1992).

关于线粒体、抗逆转录病毒疗法与脂肪萎缩的关联，详见："Mitochondrial RNA and DNA alterations in HIV lipoatrophy are linked to antiretroviral therapy and not to HIV infection," *Antiviral Therapy* 13 (2008).

17 抓住时机

所有引述与利西耶维兹博士的相关背景信息，皆来自个人访谈。

关于信使 RNA 如何进行转译，详见：*The Cell: A Molecular Approach*, 2nd edition, by Geoffrey Cooper (Sinauer Associates, 2000).

由利西耶维兹开创的基因疗法，可详见她的论文："Gene therapy approaches to HIV infection," *American Journal of Pharmacogenomics* 2 (2002).

关于利西耶维兹与洛里的研究机构的更多信息，详见 RIGHT 网站：http://www.rightinstitute.net.

18 移植手术

一篇关于哪位 AML 患者应当进行骨髓干细胞移植，以及原因为何的回顾："Who should be transplanted for AML?" *Leukemia* 15 (2001).

关于 AML 患者在二次移植后的低存活率数据，详见："Prognosis of patients with a second relapse of acute myeloid leukemia," *Leukemia* 14 (2000). 关于 AML 复发的成年人患者的 5 年存活率仅有 11%，详见："Prognostic index for adult patients with acute myeloid leukemia in first relapse," *American Society of Clinical Oncology* 23 (2005).

关于调理疗程如何抑制 AML 移植患者的免疫系统，详见："Myeloablative conditioning regimens for AML allografts: 30 years later," *Bone Marrow Transplantation* 32 (2003).

19 "我们可能已经消灭 HIV"

关于临床医师如何应用的比例，详见："CD4 percentage, CD4 number, and CD4:CD8 ratio in HIV infection: which to choose and how to use," *Journal of Acquired Immune Deficiency Syndromes* 2 (1989).

西里西亚诺极具影响力的论文："Identification of a reservoir for HIV-1 in patients on highly active antiretroviral therapy," *Science* 278 (1997）.

关于血液中静止 T 细胞所占的比例及其与 HIV 的关联，详见："Cellular APOBEC3G restricts HIV-1 infection in resting CD4+ T cells," *Nature* 435 (2005).

关于淋巴结为 HIV 最适切的目标，详见："Lymph node pathology of acquired immunodeficiency syndrome (AIDS)," *Annals of Clinical and Laboratory Science* 20 (1990).

福克斯的论文使他参与了两位柏林病人的治疗："HIV in infected lymph nodes," *Nature* 370 (1994).

关于淋巴结结构的破坏，详见："Human immunodeficiency virus pathogenesis: insights from studies of lymphoid cells and tissues," *Clinical Infectious Disease* 33 (2001).

自 1996 年起，沃克发表了数篇具影响力的论文，包括："Recognition of the highly conserved YMDD region in the human immunodeficiency virus type 1 reverse transcriptase by HLA-A2-restricted cytotoxic T lymphocytes from an asymptomatic long-term nonprogressor," *Journal of Infectious Diseases* 173 (1996); "T cell receptor usage and fine specificity of human immunodeficiency virus 1-specific cytotoxic T lymphocyte clones: analysis of quasispecies recognition reveals a dominant response directed against a minor in vivo variant," *Journal of Experimental Medicine* 183 (1996); "Strong cytotoxic T cell and weak neutralizing antibody responses in a subset of persons with stable nonprogressing HIV type 1 infection," *AIDS Research and Human Retroviruses* 12 (1996); "Cytotoxic T lymphocytes in asymptomatic long-term nonprogressing HIV-1 infection. Breadth and specificity of the response and relation to in vivo viral quasispecies in a person with prolonged infection and low viral load," *Journal of Immunology* 156 (1996); "Efficient lysis of human immunodeficiency virus type 1-infected cells by cytotoxic T lymphocytes," *Journal of Virology* 70 (1996).

关于 HIV 和干扰素 - γ 在 ELISPOT 中的交互作用，详见："The role of IFN-[gamma] Elispot assay in HIV vaccine research," *Nature* 4 (2009).

关于在 HIV 中使用 ELISPOT 的问题的争论，详见："The role of IFN-Elispot assay in HIV research," *Nature Protocols* 4 (2009).

20　无法振奋人心的康复

德国国内生产总值（GDP）回馈至社会福利的比例与美国相比较的数据，援引自："What the European and American welfare states have in common and where they differ: facts and fiction in comparisons of the European Social Model and the United States," *Journal of European Social Policy* 20 (2010).

2008 年，逆转录病毒和机会性感染大会（CROI）上公布的抗病毒药物：新特兹（Selzentry），药名马拉维若（maraviroc），其多国多中心随机双盲临床试验（MOTIVATE）的试验结果，详见："Efficacy and safety of maraviroc plus optimized background therapy in treatment-experienced patients infected with CCR5-tropic HIV-1: 48-week combined analysis of the MOTIVATE studies," Abstract #792, 15th Conference on Retroviruses and Opportunisitic Infections, Boston, MA (2008).

21 临床试验

沃克针对 HIV 急性感染期免疫反应的早期论文: "Vigorous HIV-1-specific CD4+ T cell responses associated with control of viremia," *Science* 278 (1997).

ACTG 5025 试验也被称为 "A study of the safety and effectiveness of hydroxyurea in patients on potent antiretroviral therapy and who have less than 200 copies/ml of HIV RNA in their blood"。研究人员的详细资料、给药情况以及招募的患者数量等细节情况,与美国所有的临床试验一样,都可以从 clinicaltrials.gov 中找到。

关于 ACTG 5025 试验的逸闻,详见: "Pancreatitis Deaths Shut Down ACTG 5025," *HIV Plus Magazine* (February/March 2000).

利西耶维兹与洛里在羟基脲的应用及其临床试验上的特殊观点,详见于他们合著的一篇回顾: "Hydroxyurea in the treatment of HIV infection: clinical efficacy and safety concerns," *Drug Safety* 26 (2003).

针对羟基脲的上市调查与 ACTG 5025 试验的谎报,美国食品药品管理局于 1999 年 10 月 27 日寄送了一封警告信给哥时美施贵宝。此信收录于美国食品药品管理局官方网站,网址: http://www.fda.gov/downloads/Drugs/GuidanceComplianceRegulatoryInformation/EnforcementActivitiesbyFDA/WarningLettersandNoticeofViolationLetterstoPharmaceuticalCompanies/UCM166219.pdf.

霍维茨发现 d4T 的论文: "Nucleosides. X. The action of sodium ethoxide on 3'-0-tosyl-2'-deoxyadenosine," *Tetrahedron Letters* 7 (13) (1966).

关于 d4T 的历史与耶鲁大学的关联,详见: "Yale Pressed to Help Cut Drug Costs in Africa," *New York Times* (March 12, 2001).

关于给予 d4T 后患者神经病变的发病率的讨论,详见: "Human immunodeficiency virus-neuropathy with special reference to distal sensory polyneuropathy and toxic neuropathies," *Annals of Tropical Medicine and Public*

Health 1 (2008).

"我不确定今天提出的建议有多好。"此句引述自卡顿的话，收录于：
"F.D.A. Panel Recommends AIDS Drug Despite Incomplete Data," *New York Times* (May 21, 1994).

关于沃克最初使用疗程中断的结果似乎很有希望的报告："Immune control of HIV-1 after early treatment of acute infection," *Nature* 407 (2000).

"该策略仍需要测试，停停走走的游戏可能导致产生抗药性，即使目前看起来野生毒株好像还在。"此句引述自福奇的谈话，摘录于："Absence Makes the HAART Grow Fonder," *The Body* (February 1999).

逆转录病毒疗法的策略性管理（SMART）改变了早先对于疗程中断的普遍意见，详见："CD4+ count–guided interruption of antiretroviral treatment: the strategies for management of antiretroviral therapy (SMART) study group," *New England Journal of Medicine* 355 (2006).

洛里与利西耶维兹关于羟基脲的研究结果，详见："Lowering the dose of hydroxyurea minimizes toxicity and maximizes anti-HIV potency," *AIDS Research and Human Retroviruses* 21 (2005).

22　原理展示

"我认为这是自从发现病毒以来我听过的最令人振奋的事情。我不相信大家竟然没注意到这件事。"引述自劳伦斯的谈话，收录于："The Man Who Had HIV and Now Does Not," *New York Magazine* (May 29, 2011).

许特尔于 2008 年加入波士顿智库一事，收录于罗伊娜·约翰斯顿与劳伦斯的合著："amFAR Think Tanks: A Blueprint for Action Against HIV/AIDS," *amFAR, The Foundation for AIDS Research Newsletter* (September 16, 2008).

关于扎亚对 HIV 的三重复合攻击，详见："Safety and efficacy of a lentiviral vector containing hree anti-HIV genes—CCR5 ribozyme, tatrev siRNA, and TAR decoy—in SCID-hu mouse-derived T cells," *Molecular Therapy* 15 (2007).

扎亚在希望之城以基因疗法对付患者身上的艾滋病和淋巴瘤一事，刊载于："RNA-based therapy for HIV with lentiviral vector-modified CD34(+) cells in patients undergoing transplantation for AIDS-related lymphoma," *Science*

Translational Medicine 2 (2010).

23 法庭上的好医生

　　直到 1991 年的德国，美沙酮仍只有在患者处于极为特定的条件下（包含 AIDS）才会被列入处方。许多家庭医生则回避了这项规范，将这种药开给了药物成瘾患者。德国惩罚了这些医生，吊销了许多执照。1992 年，麻醉品法（《麻醉药品法》，Betäubungsmittelgesetz）让美沙酮合法化。但是，要开此药仍须特殊执照。在德国历史上关于美沙酮的漫长辩论，详见："Substitution treatment for opiod addicts in Germany," *Harm Reduction Journal* 4(2007).

24 一点也不令人惊讶

　　第 4 届治疗期间艾滋病毒持续性国际研讨会的摘要与会议记录，其中包含加洛的开场白与许特尔的演讲内容。该内容载于全球抗病毒期刊网站：http://www.ihlpress.com/gaj_persistence2009.html.

　　关于福奇针对柏林病人所提出的考虑，援引自个人访谈。

　　"这很好，而且一点也不令人惊讶，但就现实层面来说实在不可能。"引述自福奇的谈话，摘录："Rare Treatment Is Reported to Cure AIDS Patient," *New York Times* (November 13, 2008).

　　终身抗病毒疗程的平均花费，在没有折扣的状况下是 709731 美元，有折扣的状况则是 425440 美元。详见："Newer drugs and earlier treatment: impact on lifetime cost of care for HIV-infected adults," *AIDS* 26 (2012).

　　据 2011 年米利曼医学指数报告的数据，如布朗接受的那种骨髓移植手术，将花费 805400 美元，详见：http//publications.milliman.com/research/health-rr/pdfs/2011-us-organ-tissue. pdf.

　　关于替恩依的花费，详见："Generic HIV drugs will widen US treatment net," *Nature* (August 15, 2012).

　　关于 HIV 患者与年长者的神经生理学，详见："Pathways to neurodegeneration: effects of HIV and aging on resting-state functional connectivity," *Neurology* (2013)；"Where does HIV hide? A focus on the central nervous system," *Current opinion in HIV and AIDS* (2013).

关于 HIV 对于神经的侵入状况，详见："HIV-associated neurocognitive disorder: pathogenesis and therapeutic opportunities," *Journal of Neuroimmune Pharmacology* 5 (2010).

HIV 阳性患者在发达国家的平均寿命近年来有跃升趋势，详见："Life expectancy of individuals on combination antiretroviral therapy in high-income countries: a collaborative analysis of 14 cohort studies," *Lancet* 372 (2008); "Potential gains in life expectancy from reducing heart disease, cancer, Alzheimer's disease, kidney disease or HIV/AIDS as major causes of death in the USA," *Public Health* (2013).

早期即开始进行抗病毒治疗的患者，其平均寿命的延长状况，详见："Projected life expectancy of people with HIV according to timing of diagnosis," *AIDS* 26 (2012).

25　兑现承诺

《以毒攻毒》是由考夫曼执导的一部短片，由红灯出品。详见：http:// focusforwardfilms.com/films/72/fire-with-fire.

关于费城儿童医院所进行的 CART-19 临床试验的更多细节，详见他们官方网站上的内容：http://www.chop.edu/service/oncology/pediatric-cancer-research/t-cell-therapy.html; http://www.chop.edu/system/galleries/download/pdfs/articles/oncology/summit-grupp -cart19.pdf.

关于艾米莉·怀特海德的更多故事，详见她的网站。在网站中，她母亲卡里·怀特海德已将其经验用编年方式列出（http://emilywhitehead.com），并收录于："In Girl's Last Hope, Altered Immune Cells Beat Leukemia," *New York Times* (December 9, 2012).

关于朱恩的背景信息，援引自个人访谈内容。

关于骨髓移植与冷战的信息，引自："Atomic Medicine: the Cold War Origins of Origins of Biological Research," *History Today* 59 (2009).

所有关于莱文的背景信息，援引自个人访谈。

朱恩和莱文合著了一篇文章，讲述其 CCR5 基因疗法的操作方法："Blocking HIV's attack," *Scientific American* 306 (2012).

莱文和朱恩注意到的一篇关于树突状细胞的论文："Antiviral effect and ex vivo CD4+ T cell proliferation in HIV-positive patients as a result of CD28 co-stimulation," *Science* 272 (1996).

关于兰菲尔的背景信息，援引自个人访谈。

关于锌指核酸酶（ZFN）的开发与应用，可进一步参见："Zinc finger nucleases: custom-designed molecular scissors for genome engineering of plant and mammalian cells," *Nucleic Acids Research* 33(2005).

关于 SIV、HIV，可进一步参见："Where the wild things are: pathogenesis of SIV infection in African nonhuman primate hosts"HIV\AIDS Reports 7（2010）以及 "Natural SIV hosts：showing AIDS the door," *Science* 335 (2012).

关于 SIV 已经演化超过 32000 年的证据，详见："Islander biogeography reveals the deep history of SIV," *Science* 329 (2010).

关于 SIV 感染，发病猴与不发病猴的模型比较，详见："AIDS pathogenesis: a tale of two monkeys," *Journal of Medical Primatology* 37 (2008).

关于人类与黑鼠 B6 之间基因型的相似度，详见："Of Mice and Men：Striking Similarities at the DNA Level Could Aid Research," *San Francisco Chronicle* (December 5, 2002).

关于小鼠和人类之间基因表现的比较，详见："Genomic responses in mouse models poorly mimic human inflammatory diseases," *Proceedings of the National Academy of Sciences of the United States of America* 110 (Feb 2013).

人源化小鼠的 HIV 感染模型文献回顾，详见："Humanized mouse models of HIV infection," *AIDS Reviews* 13 (3):135-148 (2011).

部分研究者并不相信人源化小鼠可提供任何有价值的治疗模型。该意见详见："The mouse is out of the bag: insights and perspectives on HIV-1-infected humanized mouse models," *Experimental Biology and Medicine* 236 (2011).

朱恩在以毒攻毒的人源化小鼠上给予锌指核酸酶的试验结果，详见："Establishment of HIV-1 resistance in CD4+ T cells by genome editing using zinc-finger nucleases," *Nature Biotechnology* 26 (2008).

朱恩在 HIV 阳性志愿者中进行的 CCR5 ZFN 临床试验的结果，发表于："HAART treatment interruption following adoptive transfer of zinc finger nuclease (ZFN) modified autologous CD4+ T-cells (SB-728-T) to HIV-infected subjects demonstrates durable engraftment and suppression of viral load," Abstract #165, 18th Conference on Retroviruses and Opportunistic Infections,

Boston, MA (2011); "Induction of acquired CCR5 deficiency with zinc finger nuclease-modified autologous CD4 T cells (SB-728-T) correlates with increases in CD4 count and effects on viral load in HIV-infected subjects," Abstract #155, 19th Conference on Retroviruses and Opportunistic Infections, Seattle, WA (2012).

2011 年，米利曼医学指数评估了朱恩团队在自体移植上，给予 CCR5 锌指核酸的花费，为 363800 美元。因此这也使得自体移植的花费，较终身抗病毒疗程的花费节省了将近 30 万美元。详见：http://publications. milliman. com/research/health-rr/pdfs/2011-us-organ-tissue. pdf.

26　有个孩子被治愈了，那又如何

一名染上 HIV 的儿童被治愈的报道，详见："Functional HIV cure after very early ART of an infected infant," Abstract #48LB, 20th Conference on Retroviruses and Opportunistic Infections, Atlanta, GA (2013).

关于布卢和瓦格纳的谈话内容，详见："Revolutionary treatment begins," *University of Minnesota News* (April 24, 2013).

布朗打给布卢的电话内容，详见："Babies could be key to HIV cure," *Washington Blade* (Aplril 26, 2013).

关于马戈利斯的背景信息，引述自个人访谈。

关于组蛋白去乙酰酶抑制剂（HDACi）在癌症治疗上的历史，与伏立诺他作为第一种由 FDA 核准的药剂等，详见："Histone deacetylase(HDAC) inhibitors in recent clinical trials for cancer therapy," *Clinical Epigenetics* 1 (Dec 2010).

马戈利斯对 HDACi 的一种——丙戊酸进行的调查，详见："Coaxing HIV-1 from resting CD4 T cells: histone deacetylase inhibition allows latent viral expression," *AIDS* 18 (May 21, 2004), and "Depletion of latent HIV-1 infection in vivo: a proof-of-concept study," *Lancet* 366 (Aug 13, 2005).

马戈利斯测试伏立诺他的数据，详见："Expression of latent HIV induced by the potent HDAC inhibitor suberoylanilide hydroxamic acid," *AIDS Research and Human Retroviruses* 25 (Feb 2009).

马戈利斯撰写了一篇关于 HDACi 的精彩文献回顾，详见："Histone deacetylase inhibitors HIV latency," *Current Opinion in HIV and AIDS* 6

(2011).

马戈利斯为大众所做的演讲内容，详见："Administration of vorinostat disrupts HIV-1 latency in patients on ART," Abstract #157LB, 19th Conference on Retroviruses and Opportunistic Infections, Seattle, WA (2012).

莱温将其对伏立诺他的试验数据与分析结果，分享于："HIV latency and eradication: clinical perspectives," Abstract #106, 19th Conference on Retroviruses and Opportunistic Infections, Seattle, WA (2012).

"这是有史以来，我们首度证明有方法可以专门针对潜伏病毒，这是迈向治愈 HIV 感染的第一步。"此话引述自莱温，收录于："Drug helps purge hidden HIV virus, UNC study shows" from the University of North Carolina School of Medicine (March 8, 2012).

27　锌指一弹

以我学位论文的研究结果为基础，坎农与我合著了一篇论文："Zinc finger nuclease-mediated CCR5 knockout hematopoietic stem cell transplantation controls HIV-1 in vivo," *Nature Biotechnology* 28 (Aug 2010).

坎农的背景信息，援引自个人访谈。

加州再生医学研究所为"梦之队"提供了资助，此事详见：http://www.cirm.ca.gov/our-funding/awards/ziinc-finger-nuclease-based-stem-cell-therapy-aids.

坎农所说的"这方法能奏效，就像是'根本理所当然嘛'！这是最稀松平常的事情。我那时还没心理准备，看到其他人对这些结果叹为观止"。摘录自："Locking Out HIV," *CIRM Annual Report* (2011).

关于亨里奇与库里茨克斯的背景信息，援引自个人访谈。

亨里奇第一篇关于波士顿病人的结果，详见："Long-term reduction in peripheral blood HIV-1 reservoirs following reduced-intensity conditioning allogeneic stem cell transplantation in two HIV-positive individuals," Abstract THAA0101, XIX International AIDS Conference, Washington, DC (2012).

波士顿病人受到各种出版物的关注，包括："Two More Nearing AIDS 'Cure' after Bone Marrow Transplants, Doctors Say," *National Public Radio, Shots health blog* (July 26, 2012).

针对控制者于疗程中断后的病毒学和免疫学研究（VISCONTI）此一

队列所做的研究结果，详见："Post-treatment HIV-1 controllers with a long-term virological remission after the interruption of early initiated antiretroviral therapy ANRS VISCONTI study," *PLoS Pathogens* (Mar 24, 2013).

关于巴尔的摩的背景信息，援引自个人访谈内容。

巴尔的摩与陈绍虞首篇关于小干扰 RNA（siRNA）的论文："Inhibiting HIV-1 infection in human T cells by lentiviral-mediated delivery of small interfering RNA against CCR5," *Proceedings of the National Academy of Sciences of the USA* 100 (Jan 7, 2003).

"amFAR 对于探究基因疗法在消灭 HIV 中扮演的角色，兴趣源自 2009 年《新英格兰医学期刊》上刊登的关于柏林一位患者的报道。"此描述节录自："Manipulating the Smallest Building Blocks of Life to Defeat the World's Biggest Infectious Disease Killer," *amFAR, The Foundation for AIDS Research press release* (February 18, 2010).

陈绍虞与巴尔的摩获加州再生医学研究所的 2000 万美元资助，用于"基于人类多潜能干细胞技术，以 RNAi 干扰 CCR5 表现来治疗 HIV"的研究，详见："Researchers knock down gene to stop HIV in its tracks,C " *Nature Medicine*, 16 (2010).

28 受虐的人，被尊敬的人，锲而不舍的人

关于尤克尔描述布朗体内残存病毒的内容，详见："Increased risk of virologic rebound in patients on antiviral therapy with isolated detectable viral loads <48 copies/ml by Taqman PCR RT-PCR Assay," International Workshop on HIV & Hepatitis Virus Drug Resistance and Curative Strategies, Sitges, Spain (2012).

"如果你做了足够多的 PCR 循环，那连白开水中都能检测到粉红大象的信号。"此语节录自："Evidence That Man Cured of HIV Harbors Viral Remnants Triggers Confusion," *Science Insider* (June 11, 2012).

该篇新闻稿是由阿兰·拉弗亚德所发表："The So Lalles HIV Cured 'Berlin' Patient Still Has Detectable HIV in His Body," *PRWeb UK* (June 11, 2012).

"撇除断续检测到极低量的 HIV 信号的可能性，柏林病人已有 5 年未进行抗逆转录病毒治疗，但以标准试验法已无法检测到病毒血症，且其 HIV

抗体已衰减，HIV 专一性 T 细胞已几乎无法检测到，且已找不到证据揭示与 HIV 相关的免疫病程。该患者在任何临床的定义下已达到长期的缓解，且几乎可说是具根除性治愈。即使是文献里描述的最卓越、最'非凡'的控制者，也具有更多曾持续感染的证据。"此节引自："Challenges in detecting HIV persistence during potentially curative interventions: a study of the Berlin patient," *PLoS Pathogens* (May 9, 2013). 此论文亦包含两个研究室于布朗停止治疗后，针对其样本连续 5 年进行病毒分析的数据资料。

时间轴

1981	辨识出新型疾病，稍晚命名为艾滋病（AIDS）
1993	耶森的男友感染 HIV
	柏林举办艾滋病大会
1995	布朗检测出 HIV
1996	哈恩检测出 HIV
	发明鸡尾酒疗法
	鉴定出 Delta32 突变
1998	哈恩被治愈
1999	耶森发表论文
2006	布朗被诊断出癌症
2007	布朗进行首次干细胞移植
2008	布朗进行第二次干细胞移植
2009	布朗被治愈
	许特尔发表论文
	朱恩开始进行 ZFN 临床试验
2012	波士顿病人检测不到 HIV
	感染 HIV 的儿童被治愈
2013	VISCONTI 世代研究

致　谢

　　首先，我要感谢蒂莫西·雷·布朗和克里斯蒂安·哈恩。他们二人以大部分人都无法想到的方式，将自己贡献给了科学和医学。他们乐于提供自己的故事，分享了我们仅靠想象无法体会的细节和经历。同样，两位柏林病人的朋友、家人，以及伴侣也非常慷慨地分享了他们的经验，当他们的生命与 HIV 被治愈的人共享时，让我一窥他们生命的样貌。你们可以在世界艾滋病研究所网站找到布朗的基金会。

　　同样，如果没有海科·耶森和格罗·许特尔，这本书不会存在。他们二人做的事情影响了上百万人的生命。我感到万分荣幸，可以诉说他们的故事，以及他们带给世界的科学成就。他们在柏林的同事，不论是在耶森诊所，还是柏林夏里特医学院附属医院，都曾经非常体贴和热心地协助我。

　　如果没有我的经纪人劳丽·阿布凯米尔，这一切也不会成为一本书。我这一路上经历的每个阶段，打从一开始不见天日地拼命完成初稿，到紧张兮兮地从柏林寄出电子邮件，到最后找到合适的出版社，她都没有缺席。

我永远欠我的编辑斯蒂芬·莫罗一份人情。从我们第一次的对话开始，他让这本书变得越来越好。他将难懂的免疫学文本变成了优雅的科学散文。他没有漏掉让任何一页变得更好的机会。助理编辑斯特凡妮·希区柯克通过她细心的修正和怀疑，替这本书带来更好的质量。她对书的热情通过她的编辑文字发着光，而我感到万分荣幸能有她这么一位读者。整个达顿出版社团队为该项目提供了无与伦比的专业知识，我很幸运能与他们合作。

我一直很庆幸自己在为了写本书做研究时，得到许多人的大力帮助。如果没有保拉·坎农提供她专业和私人的协助，我早就迷失了方向。我在人源化小鼠方面接受的教育来自维克多·加西亚和保罗·登顿。我要感谢盖伊·克鲁克斯、唐纳德·科恩，以及他们各自实验室里的成员，感谢他们分享干细胞和基因疗法上的专业知识。

布鲁斯·沃克提供了一个支持性的实验室环境。他是一个很棒又极具耐心的人。对他和在麻省总医院、麻省理工学院与哈佛大学的拉根研究所里曾经给予我帮助和支持的每个人，说再多的感谢都不够。我尤其要感谢道格·权、艾丽西娅·皮乔卡－特罗查、扎扎·恩德洛武、亨德里克·斯特雷克，以及伊丽莎白·伯尔尼，感谢他们的协助、耐心与对话，许多片段成为这本书内容的灵感来源。

许多研究人员协助我完成这本书，多到我恐怕没办法在此一一列出他们的名字。他们慷慨地分享自己的经验和研究，并且阅读和评审我的手稿，他们做的这些事情多么令人感动。我特别要感谢何大一、戴维·巴尔的摩、安东尼·福奇、卡尔·朱恩、布鲁斯·莱文、约翰·扎亚、罗伯特·查尔斯·加洛、史蒂夫·迪克斯、史蒂夫·尤克尔、蒂莫西·亨里奇、达恩·库里茨克斯、迈克尔·霍尔姆斯，戴维·马戈利斯等人从百忙之中抽出时间，只为了这本书。

我很幸运在生命中遇到杰出的老师。特别要感谢罗伯特·加里，他奠定了我在病毒学方面的知识基础，并在我崎岖的博士求学路上陪伴着我。我第一次发现 DNA 复制的快乐，要感谢大卫·兰德尔，他是我七年级的科学老师，也是启发我一生追求生物学研究的人。还要感谢迈克尔·奥布莱恩，他是点燃我文学热情的老师。

若是没有我最棒的家人和朋友，我不可能完成这本书，他们为我付出了许多：我的双亲马可·卡茨和贝奇·布恩、我的母亲伊娃·格伦德吉热，还有我的婆婆鲁比·霍尔特。我非常想念他们。约翰和乔伊斯·布恩、肯·霍尔特、谢伊·霍尔特，克莱尔和杰瑞·麦克利里、谢尔登·卡茨、罗斯·格兰盖格、瑞秋和杰瑞·科克利、伊丽莎白·基恩，以及肖恩·卡西门。

特别要感谢我先生的弟弟斯科特·霍尔特，他曾有一段时间牺牲自己的生活，帮我照顾他的侄女。没有他，这本书根本写不出来。

最后是我生命中最重要的两个人：我的先生拉尔金·霍尔特和我的女儿埃莉诺·弗朗西斯·霍尔特。我的先生在我最需要他的时候，给了我无条件的爱、支持和耐心。我的女儿则让我成为一个更好的人。

中英名词对照及索引

图书在版编目 (CIP) 数据

柏林病人：艾滋病医疗史的转折 / （美）娜塔莉亚·霍尔特（Nathalia Holt）著；王年恺，王羿婷，杨雨樵译. -- 北京：社会科学文献出版社，2021.9

书名原文：CURED: How the Berlin Patients Defeated HIV and Forever Changed Medical Science

ISBN 978-7-5201-8399-4

Ⅰ.①柏… Ⅱ.①娜… ②王… ③王… ④杨… Ⅲ.①获得性免疫缺陷综合征－医学史－世界 Ⅳ.①R512.91-091

中国版本图书馆CIP数据核字（2021）第094694号

柏林病人：艾滋病医疗史的转折

著　　者 / 〔美〕娜塔莉亚·霍尔特（Nathalia Holt）
译　　者 / 王年恺　王羿婷　杨雨樵

出 版 人 / 王利民
责任编辑 / 王　雪　杨　轩

出　　版 / 社会科学文献出版社（010）59367069
　　　　　地址：北京市北三环中路甲29号院华龙大厦　邮编：100029
　　　　　网址：www.ssap.com.cn
发　　行 / 市场营销中心（010）59367081　59367083
印　　装 / 三河市东方印刷有限公司

规　　格 / 开　本：880mm×1230mm 1/32
　　　　　印　张：10.375　字　数：192千字
版　　次 / 2021年9月第1版　2021年9月第1次印刷
书　　号 / ISBN 978-7-5201-8399-4
著作权合同
登 记 号 / 图字01-2020-7165号
定　　价 / 79.00元

本书如有印装质量问题，请与读者服务中心（010-59367028）联系